神奇的眼睛体操 3D训练

[美] 吉恩·莱文　[美] 加里·普里斯特　著　刘　萌　译

北方文艺出版社

黑版贸审字 08-2021-014号

原书名：*Startling Stereograms*

Text copyright © 2012 by Gene Levine and Gary Priester

Image copyright © 2012 by Gene Levine and Gary Priester

Original edition first published by Imagine, a Charlesbridge imprint, under the title *Startling Stereograms*

The simplified Chinese translation rights arranged through Rightol Media

图书在版编目（CIP）数据

神奇的眼睛体操3D训练 / (美) 吉恩·莱文, (美) 加里·普里斯特著；刘萌译. — 哈尔滨：北方文艺出版社, 2021.8

书名原文: Startling Stereograms

ISBN 978-7-5317-5123-6

Ⅰ.①神… Ⅱ.①吉… ②加… ③刘… Ⅲ.①视力保护 – 图集 Ⅳ.①R770.1-64

中国版本图书馆CIP数据核字(2021)第098021号

神奇的眼睛体操3D训练

SHENQI DE YANJING TICAO 3D XUNLIAN

作　者 / [美] 吉恩·莱文　[美] 加里·普里斯特

译　者 / 刘　萌

责任编辑 / 李正刚　　　　　　　　封面设计 / 烟　雨

出版发行 / 北方文艺出版社　　　　邮　编 / 150008

发行电话 / （0451）86825533　　　经　销 / 新华书店

地　址 / 哈尔滨市南岗区宣庆小区1号楼　网　址 / www.bfwy.com

印　刷 / 河北京平诚乾印刷有限公司　开　本 / 710mm×1000mm　1/16

字　数 / 30千　　　　　　　　　　印　张 / 8

版　次 / 2021年8月第1版　　　　　印　次 / 2021年8月第1次

书　号 / ISBN 978-7-5317-5123-6　定　价 / 69.00元

目录

序言

对于3D立体画，最常用的描述性词汇是"神奇"。其实，这里面并不存在什么太神秘的东西。在观察3D立体画的时候，我们也不过是利用普通视觉的生理功能在进行这个过程。不过当你发现自己的眼睛还能这么看东西时，会觉得自己打开了一扇新世界的大门，绝妙不已。刹那间，那些画在2D平面上的、看似没有任何意义的物体和图样好像是突然升华，跃然纸上，变成了完全3D的立体画。之前完全不在视野中的物体突然清晰地以三维的方式呈现了出来，之前明显是按照某种顺序整齐排列在一起的物体突然之间无中生有地多了一维，变得立体感十足。

在二十世纪九十年代中期，伴随着书籍、海报的大量出现以及大众媒体的飞速崛起，3D立体画也开始在人们的视野之中普遍流行开来。虽然现在3D立体画已不再是流行元素的主体，但在数字通信技术的发展之下，世界变得越来越小，3D立体画也变得魅力十足，大众突然都爱上了这个神奇的东西。不久之前人们观察周边的事物时，能运用的方法只有一个，而现在却发生了质的改变，着实让人称奇。

最欣赏吉恩·莱文、加里·普里斯特两位立体艺术家的3D作品。他们创作的3D错觉图，让人看着欲罢不能，并传播到了全世界，将3D立体画从二十世纪九十年代的单纯满足人们视觉上的好奇，升华到了二十一世纪的一种崭新艺术形式。

现在3D立体画普遍应用于商业中，比如广告和促销，书籍和专辑封面，甚至一些商标标识也在应用3D立体画。

特别难能可贵的是，3D立体画被发现可以用于保护和提高视力、冥想，其潜力可谓无穷无尽。

现在，请好好享受这场视觉盛宴吧！

—— 创意顾问　**布拉德·哈尼卡特**

如何观看3D立体画

要发现3D立体画的神奇之处，技巧在于观察的方法。我们通常看一个事物，目光的焦点只是落在那一个事物上而已。而观察立体画的时候，必须让目光进行偏移或者交叉。这种偏移观察法叫作"睁大眼"或者平行视力。

请注意，本书中所展示的立体画都需要通过这种平行视力才能欣赏得到。如果方法没用对，双眼成了斜视（即斗鸡眼），那么非但无法欣赏到奇妙的立体画，还可能引起视觉疲劳。而在适当的距离上使用平行视力却不会造成眼部劳损，反而会让眼睛有一种放松的舒适感。

如果是第一次观察立体画，可能不太容易看到明显的图形。当然有的人确实可以一眼扫出内容，但普通人一般都需要花一些时间先学习观察立体画的方法。只要学会了这个方法，一个崭新的世界即将映入眼帘！

法式香肠法

运用这个简单的方法可以轻易地找到平行视力的使用技巧。如果你能看到一小段法式香肠在两根手指指尖之间漂浮着，那就说明你练成了，恭喜。

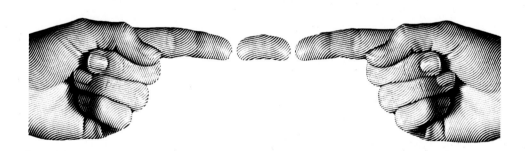

将一幅立体画放置在一个舒适的阅读距离上作为背景，然后将两根食指置于眼前，相向而指，距离尽量近，但不要相触。手指离眼睛的距离要稍微大于手指离背景纸的距离。然后目光的焦点聚焦到立体画上，不要聚焦手指，让眼睛放松下来，你就可以看到手指尖之间有一小段香肠在半空中摇摇晃晃的了。将目光的焦点聚焦到眼前所视之物体的后面，产生的视觉效果就是平行视力。

让香肠继续飘着，进一步放松眼睛，看着立体画。

接下来，慢慢将手指和脸往背景纸的方向移动，直到3D的图像慢慢清晰地映入眼帘。是不是很神奇？现在可以放下手指了，这个"香肠"可不能吃。

平行视力的结构原理

这种所谓的神奇"魔法"是怎么来的呢？3D立体画怎么可能隐藏在2D的平面图像中呢？

人的两只眼睛之间有一定的距离，有利于我们能够从两个不同的角度观察物体，从而创造出两种稍有差别的视觉信息。而立体画只是将这中间的那种微小的差异从2D平面图中提取出来交给大脑，如此而已。但大脑却会十分确信地认为，这样的3D就是真的3D。

聚焦的距离越远，两眼的视觉偏移越窄，你的视觉线就会变得越分散。这种情况就好比将字母"V"的两条直线持续向中间拉伸，拉的越近，这两条直线就越趋于平行。尽管两条直线依然处于相交的状态，但视觉上会逐渐看不出差别。

如果你看着远处的一面墙，想要将近处的一张2D图像拉入视线中，那么两只眼睛都要在2D图像上将各自的视线进行分散，同时眼睛的焦点要聚焦到平面图像后方的墙上。如果在眼前的2D图像上发现垂直方向上有图形重复，那么两只眼睛的视线会落在看起来不同的重复图形上面。若视线范围内的重复图形接近3D视觉的效果，大脑就会自然而然地像观察真正的3D物体那样，对视觉收集到的信息进行解读。大脑将信息处理成为层次感的过程，就叫作立体视觉。

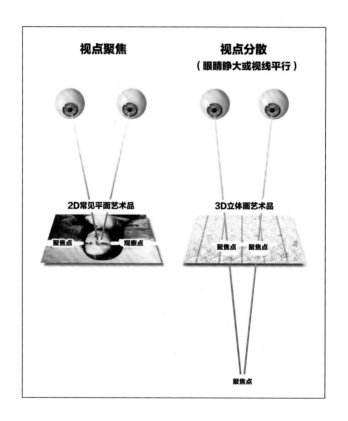

立体画的种类

立体画有一套自己独立的命名规则，非专业人士很容易混淆。接下来的内容将设法澄清和解释本书中所用到的立体画的基本名字。

自动立体画，即不需要借助其他设备或装备（如3D眼镜、3D荧幕、立体镜等）就可以观察到3D效果的立体画。需要的工具很简单——有正常的视觉和人类大脑。实际上，大多数这种图像可简称为立体画，少数图像可称为单像随机点立体画（SIRDS），这种叫法也不算错，只是严格说来不太精确，因为这种原始的图像现在已经很少见了。

本书中介绍的立体画种类主要有三种：隐像立体画、映射纹理立体画以及对象阵列立体画。而在实际应用中，这几类立体画时常互相组合，称为混合立体画。

HIS：隐像立体画

隐像立体画（HIS）是立体画族群里最为人熟知的一类，在二十世纪九十年代风靡一时。当时的图像都比较简易，带有那个时代的印记，而现代的立体画被赋予了更多的技术含量，慢慢进化成为一种艺术形式。

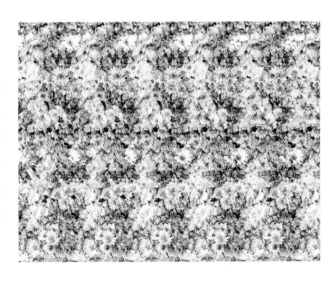

隐像立体画通过对某一对象的灰度景深图上铺开的图案样式进行映射而得来。图案样式通常都是随机的，并不一定同景深图有关联。

MTS: 映射纹理立体画

　　映射纹理立体画（MTS）是在一张深度图像上映射出一幅图案纹理，使之同深度图像完全匹配。由此，隐藏的物体便渐渐有了模糊的轮廓，但是仍然需要采用正

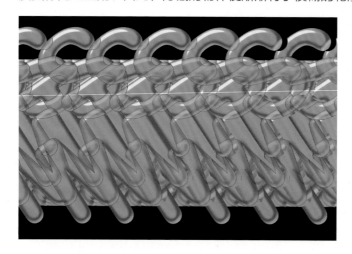

确的视角才可以看到完整的3D图形。MTS最大的优势在于清晰度要高得多，能够极大地增强3D效果。经由MTS混入HIS的立体画可以更好地控制所呈现的物体清晰度，更好地控制隐和现的平衡。

OAS: 对象阵列立体画

　　将一定数量的对象物体以整齐队列的形式清晰地排列出来，通过正确的视角就可以看到3D的效果。虽然这种立体画看不出来什么隐藏其后的惊喜，但当你找出隐

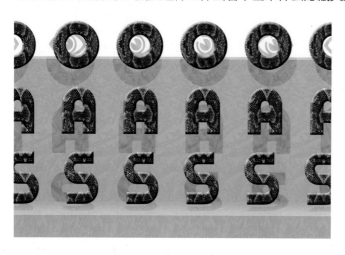

藏的维度和多种深度的视野时，获得的兴奋感一点也不会少。OAS的优势是极度写实，通常混入其他类别的立体画中作为关联性的强调或者单纯地锦上添花。

100幅奇幻的3D立体画

从本页开始请把书横过来看。

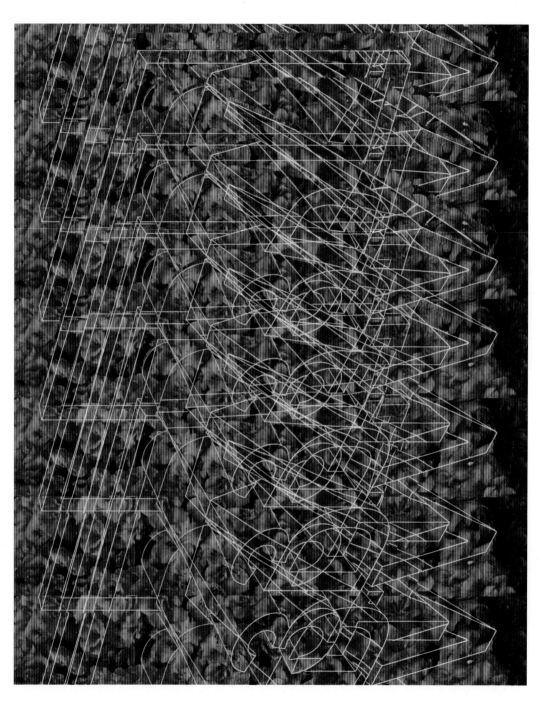

3D TV （答案在第104页）

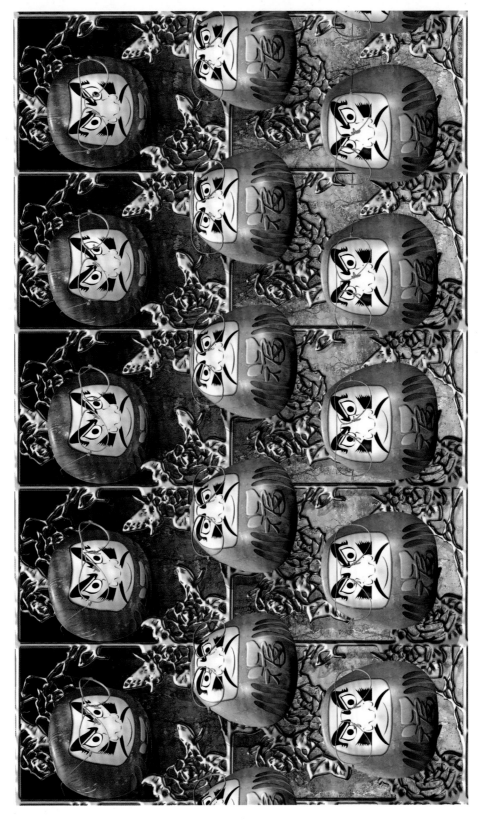

3D达摩吉祥娃娃（答案在第104页）

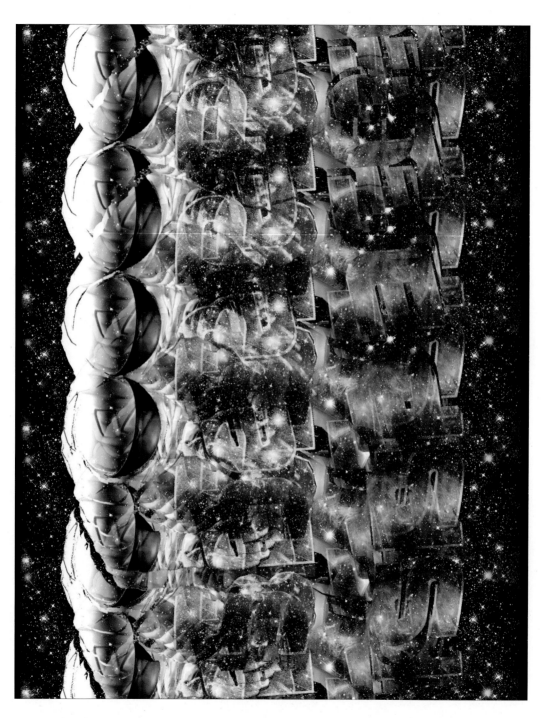

3D深空（答案在第104页）

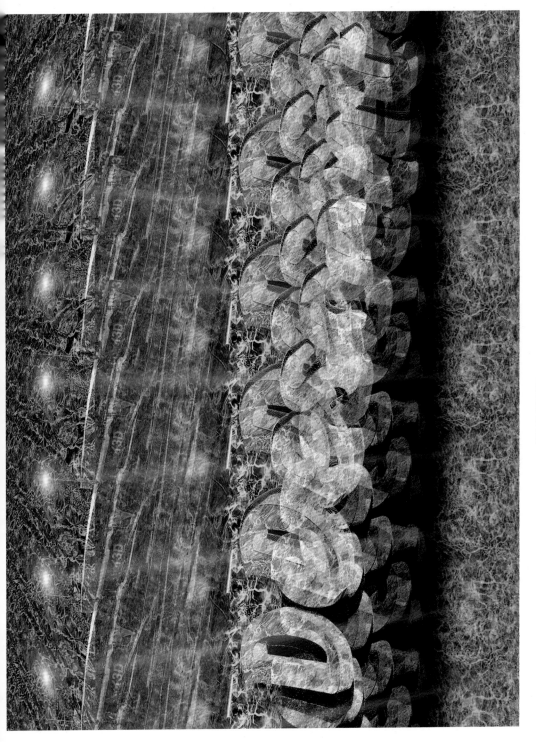

3D潜艇下降（答案在第104页）

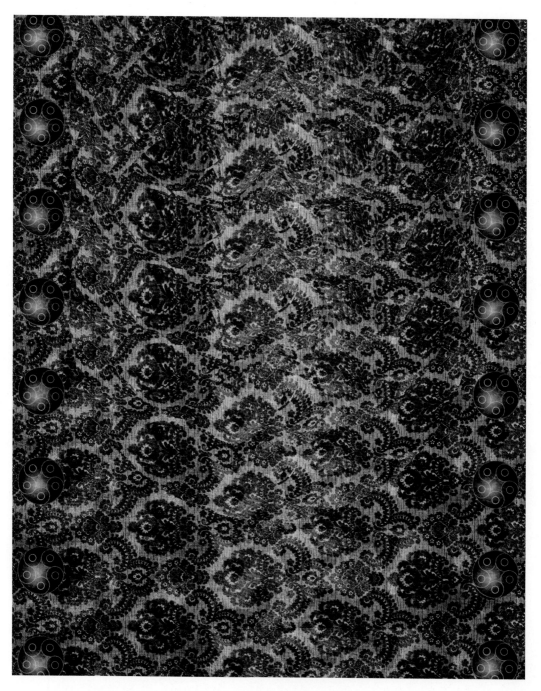

五重阴阳 （答案在第104页）

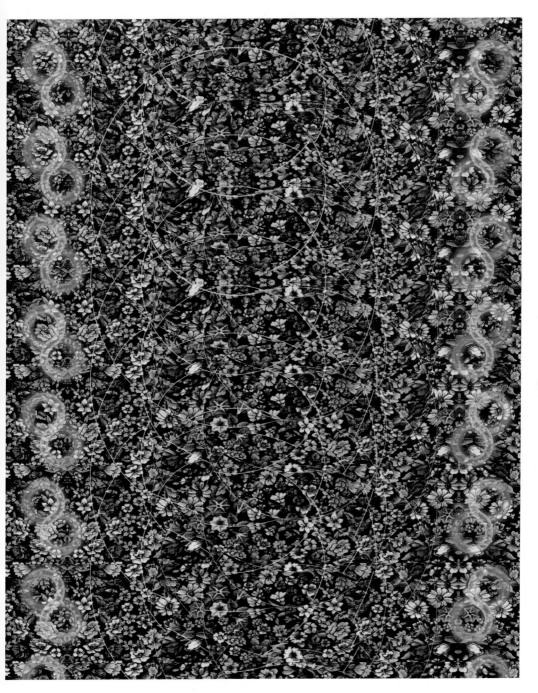

无限（答案在第104页）

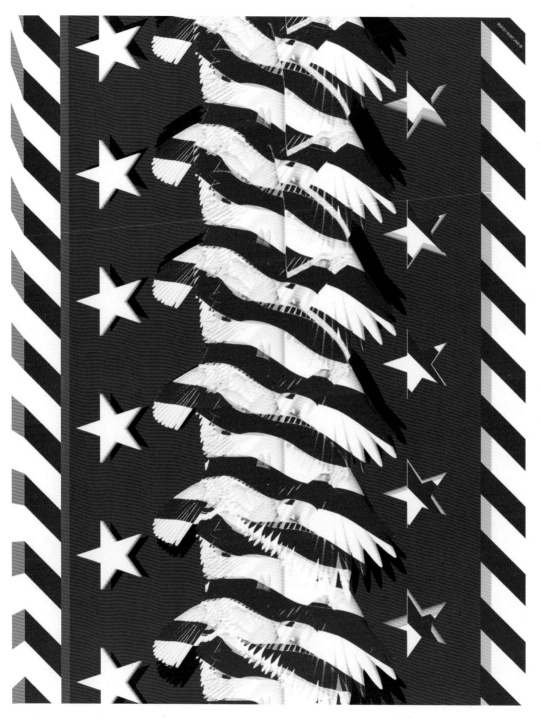

美国之鹰（答案在第104页）

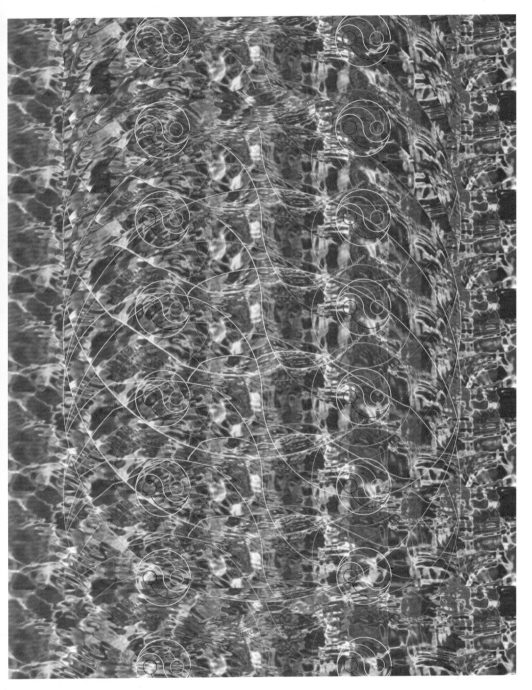

水形阴阳（答案在第104页）

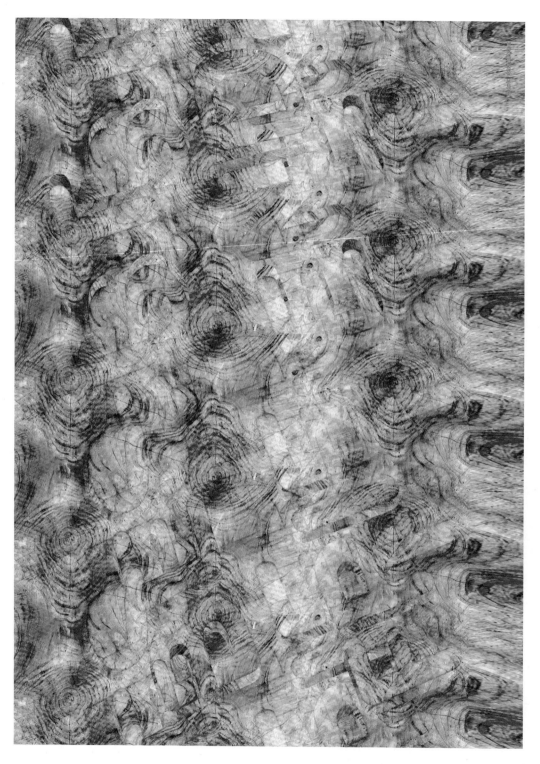

最好的挚友 （答案在第105页）

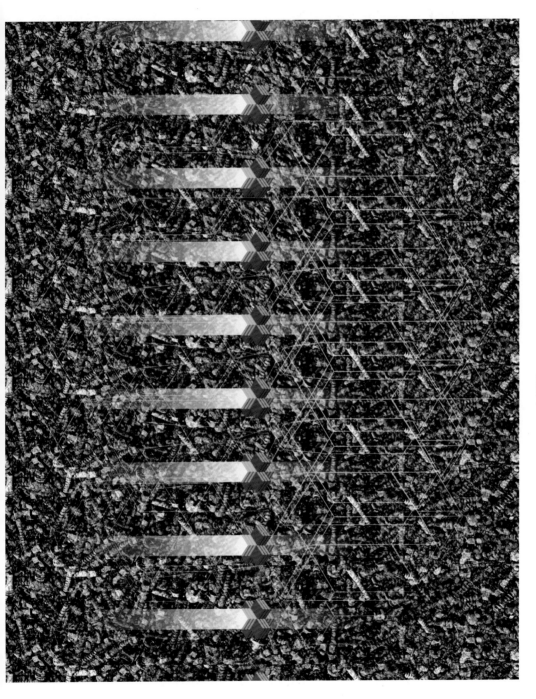

大加号（答案在第105页）

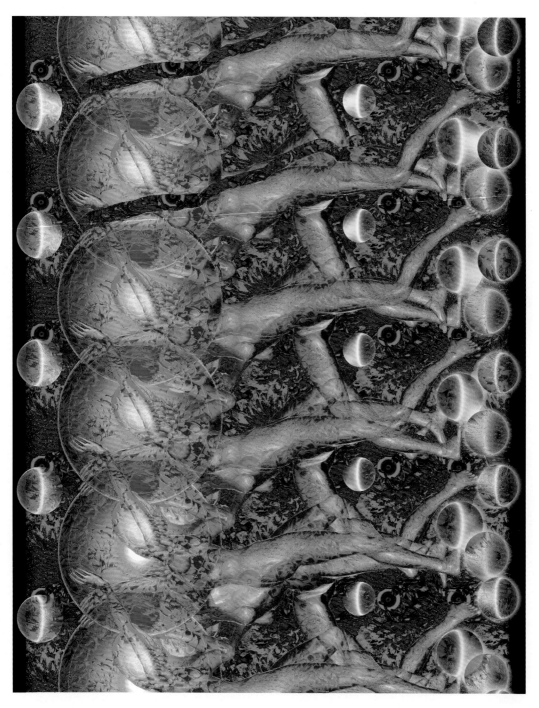

行星诞生（答案在第105页）

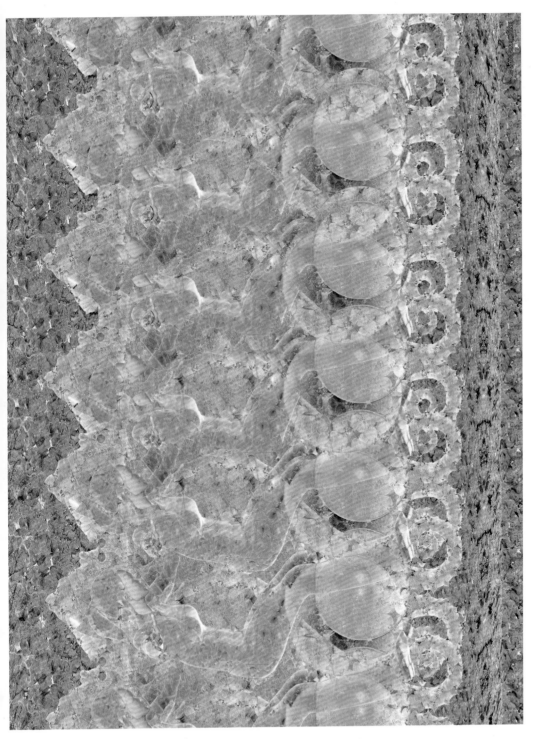

蓝色骑手 （答案在第105页）

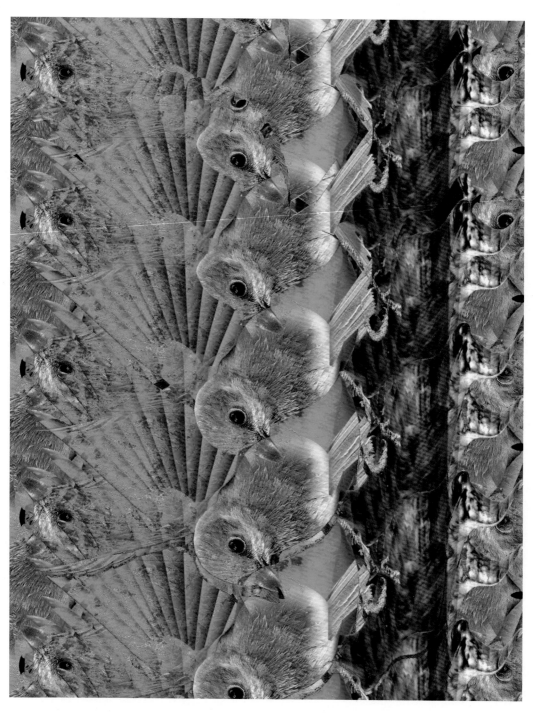

蓝色知更鸟（答案在第105页）

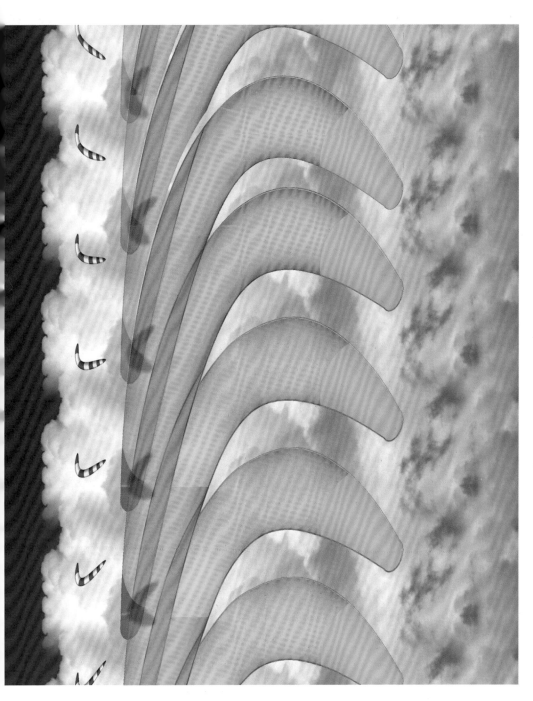

回旋镖（答案在第105页）

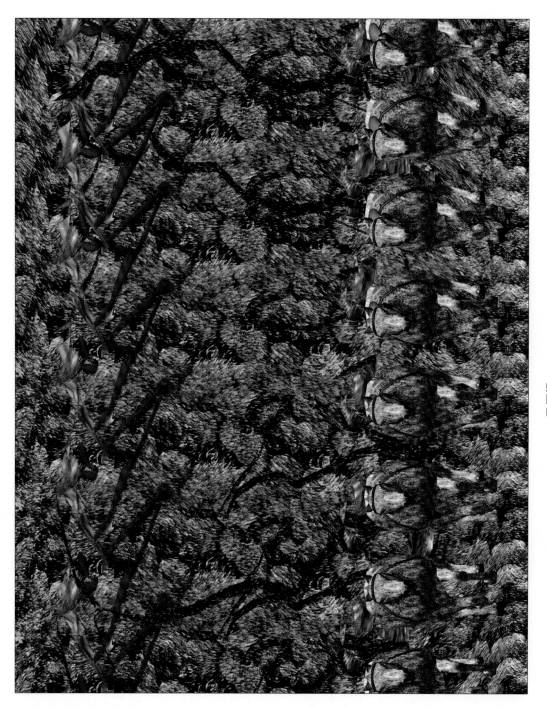

马缰绳（答案在第105页）

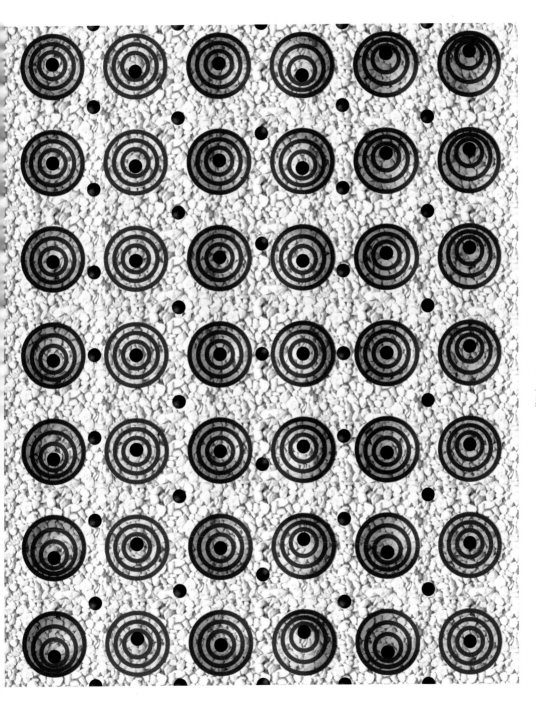

靶心（答案在第105页）

墨丘利节杖（答案在第106页）

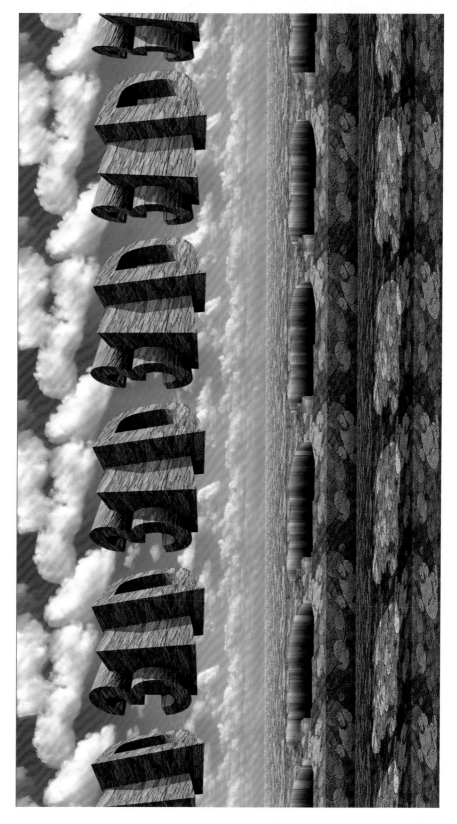

3D加泰罗尼亚（答案在第106页）

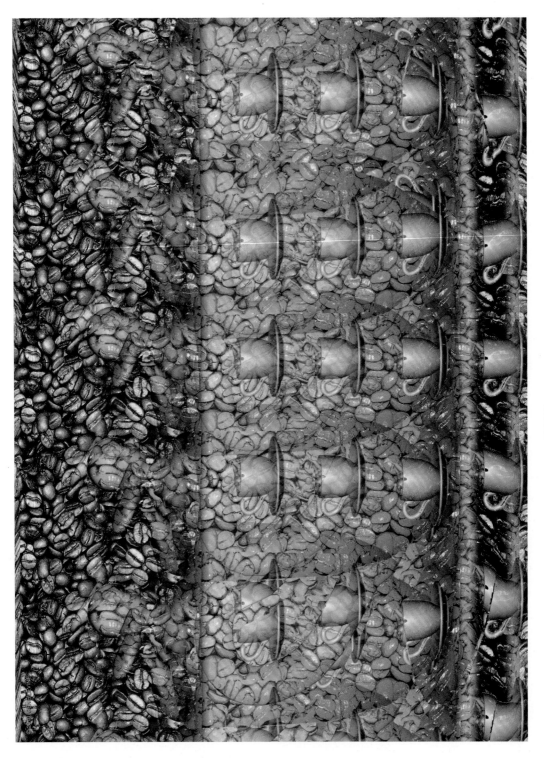

咖啡果（答案在第106页）

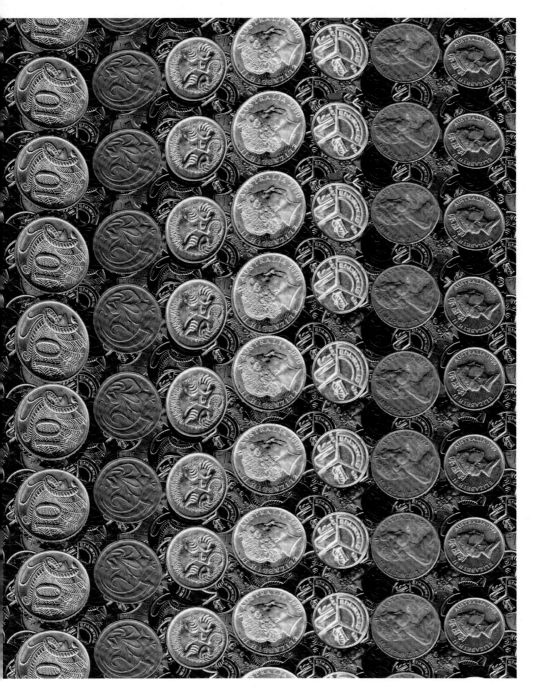

硬币（答案在第106页）

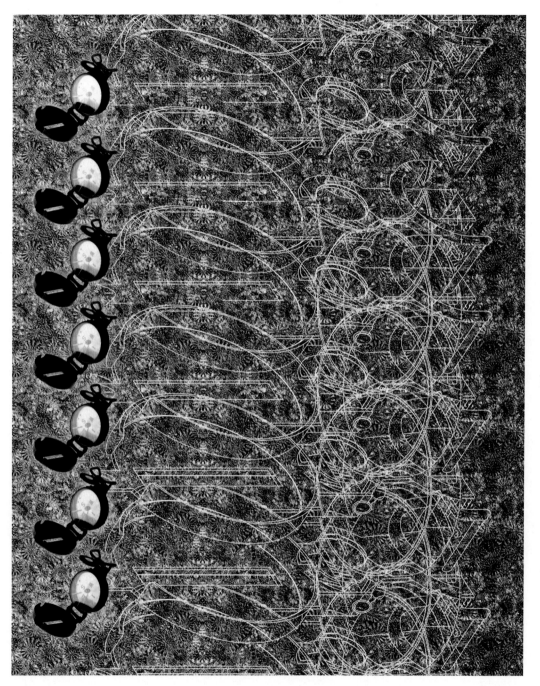

罗盘（答案在第106页）

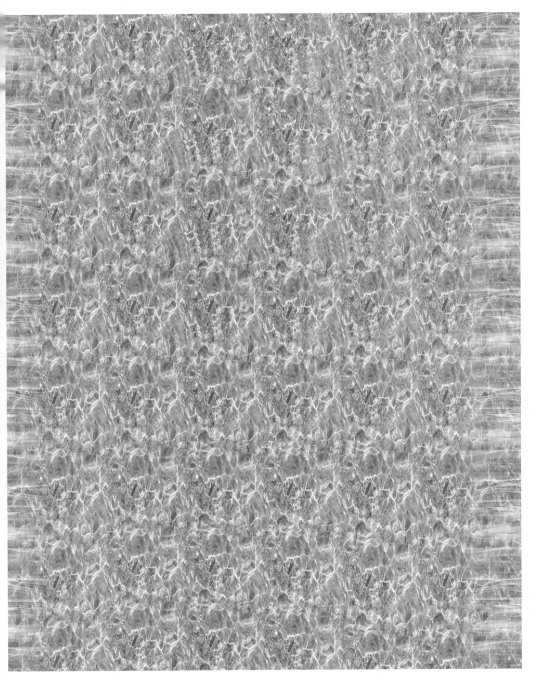

冷却剂（答案在第106页）

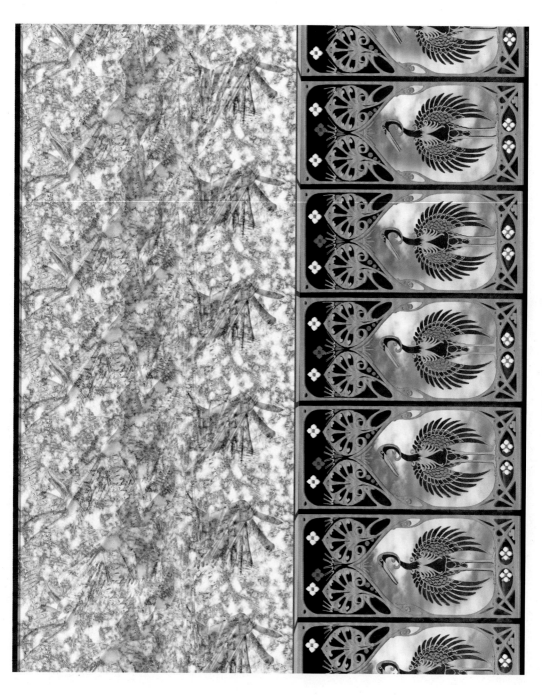

新艺术之鹤（答案在第106页）

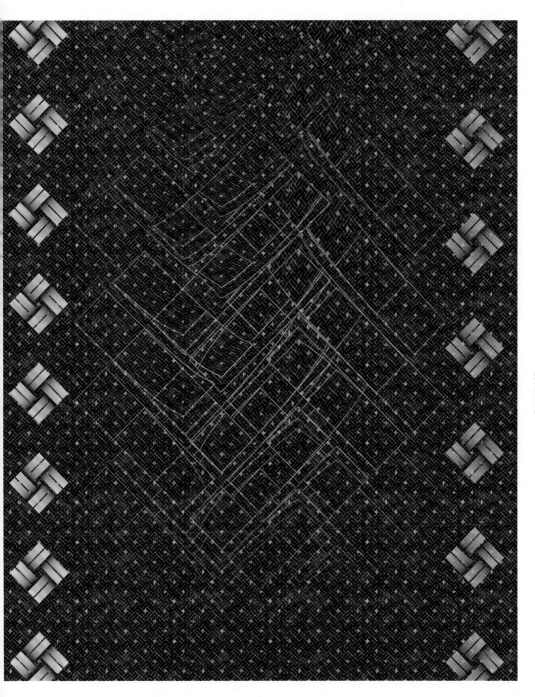

交叉影线（答案在第106页）

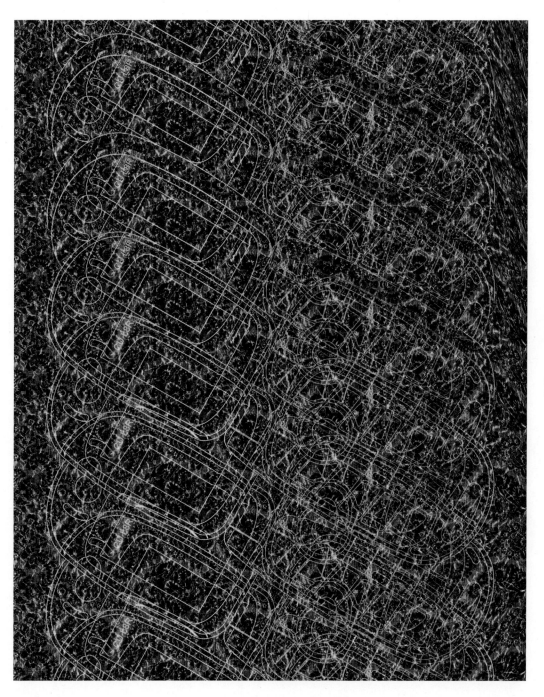

一会见（答案在第107页）

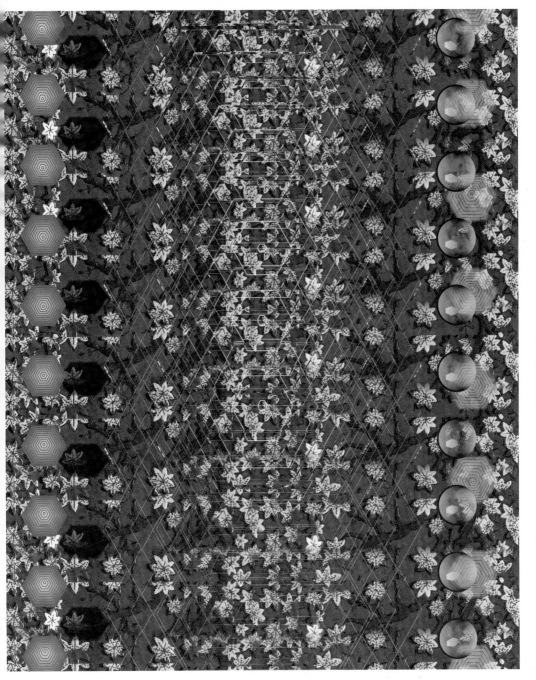

层叠交织（答案在第107页）

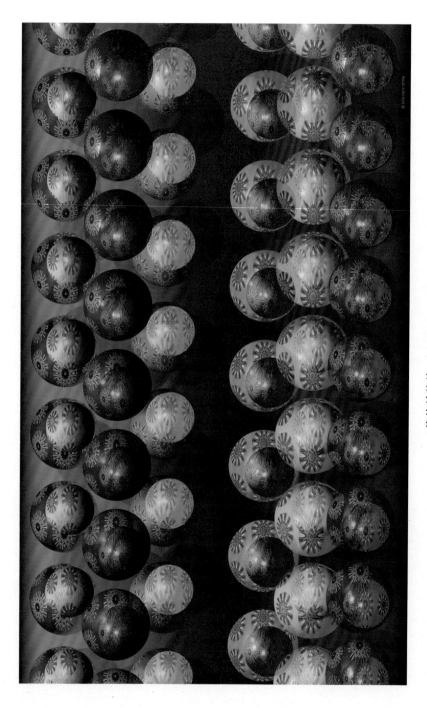

泡泡连泡泡（答案在第107页）

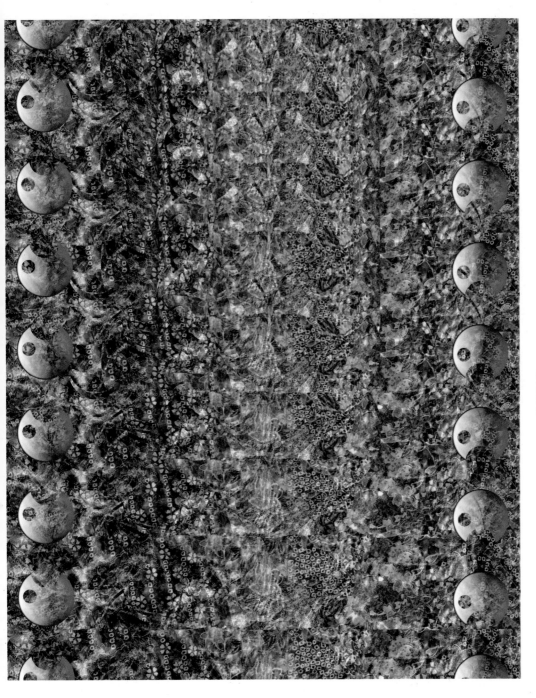

吃和被吃（答案在第107页）

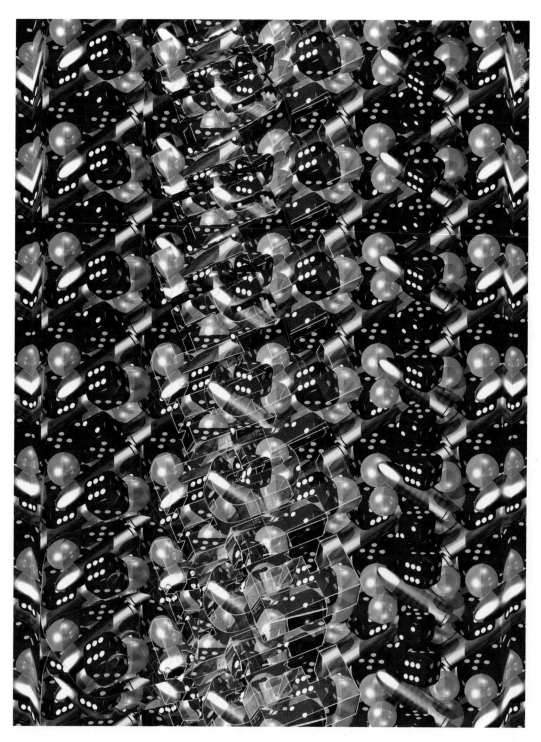

"EIGHT" （答案在第107页）

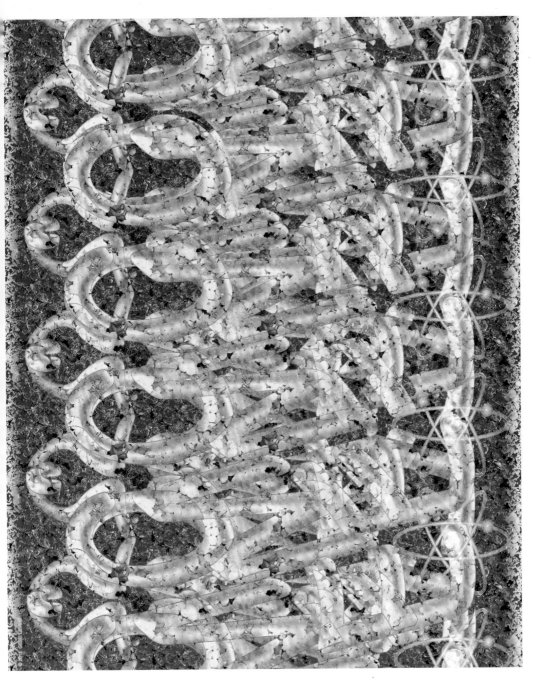

等式（答案在第107页）

感觉已醉（答案在第107页）

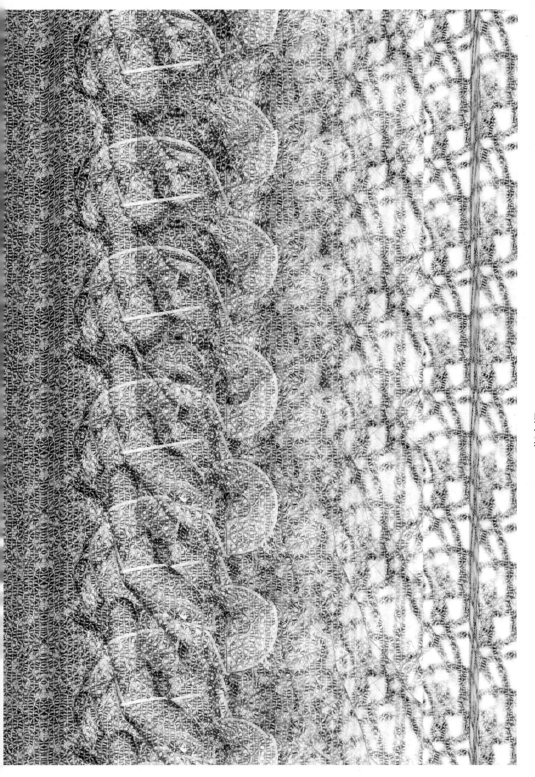

指尖握（答案在第107页）

轿车换胎（答案在第108页）

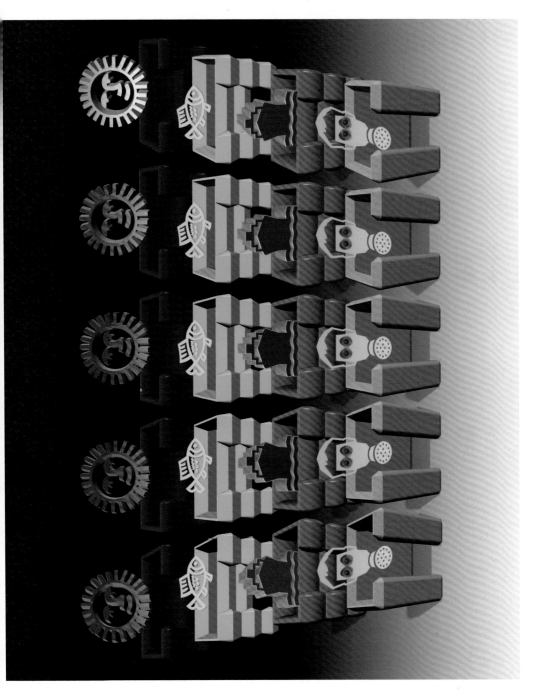

漂浮物（答案在第108页）

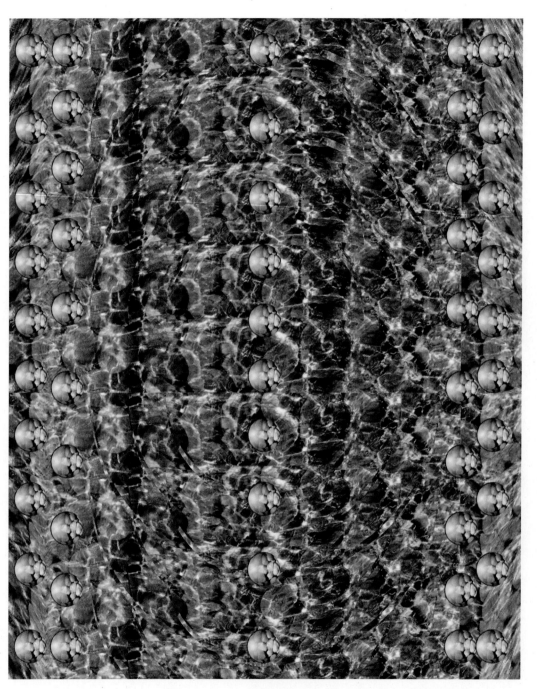

漂浮石头（答案在第108页）

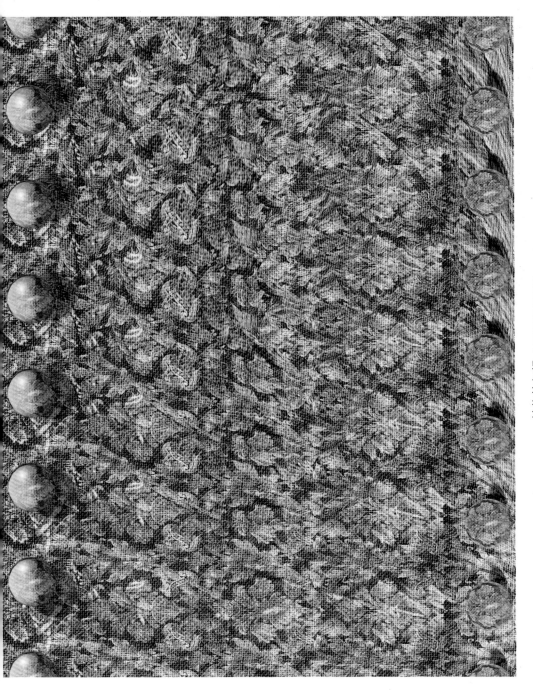

植物的幻想 （答案在第108页）

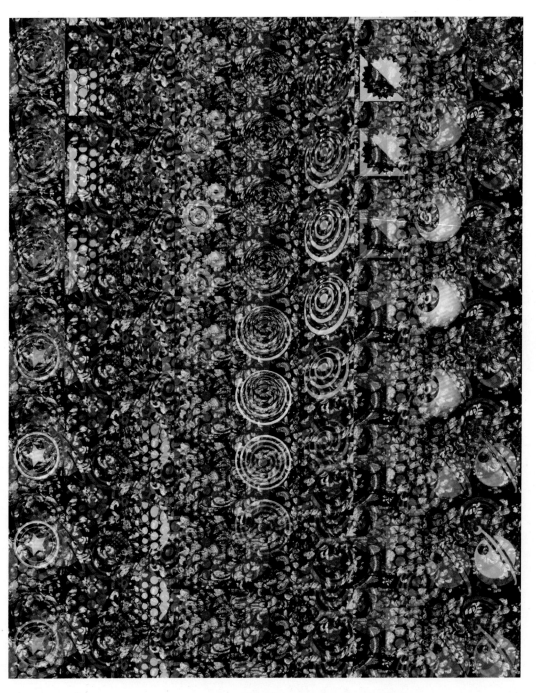

水面浮物（答案在第108页）

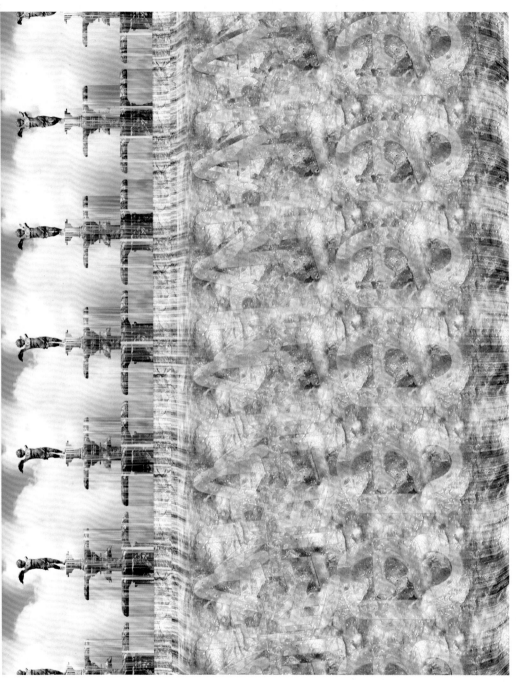

喷泉（答案在第108页）

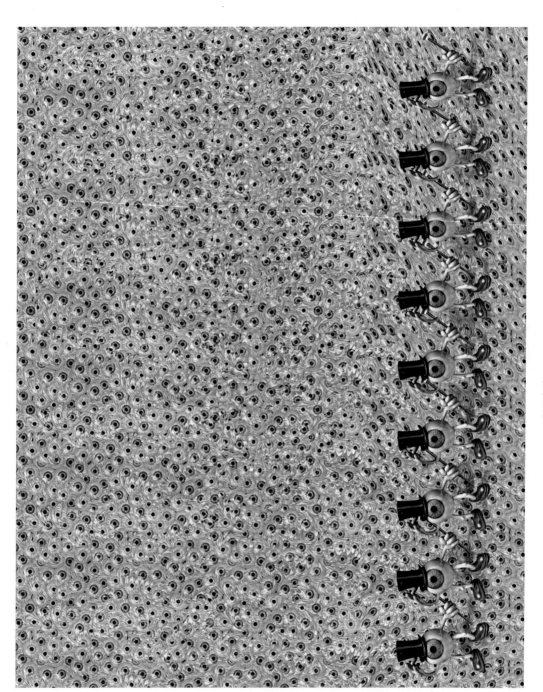

瞠眼先生（答案在第108页）

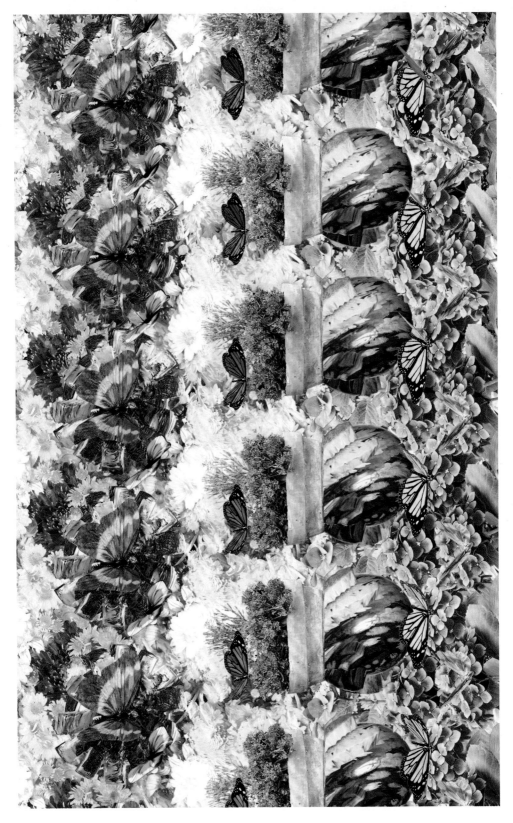

花园色彩（答案在第108页）

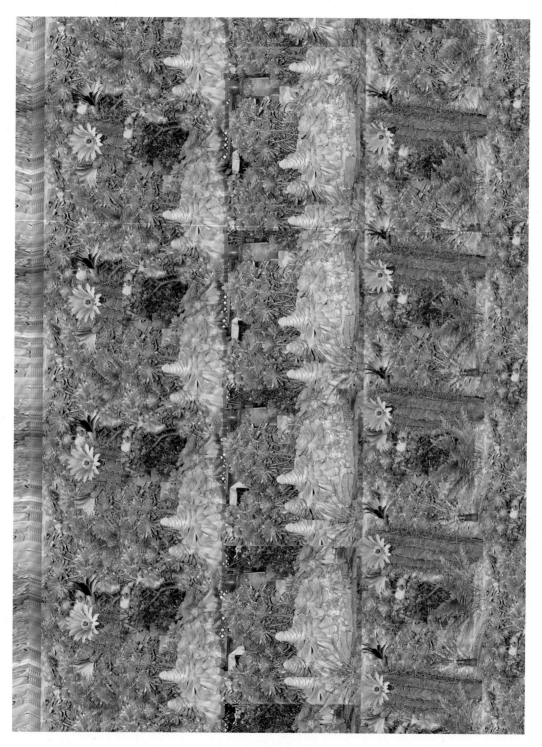

绿意花园 （答案在第109页）

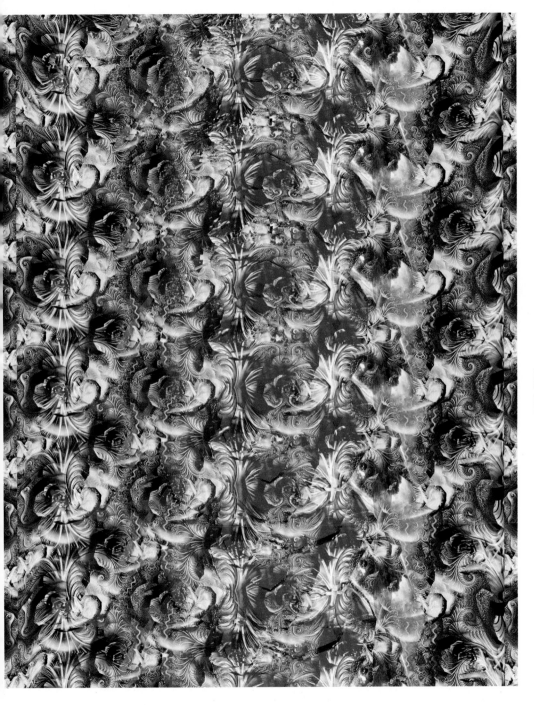

层叠花园（答案在第109页）

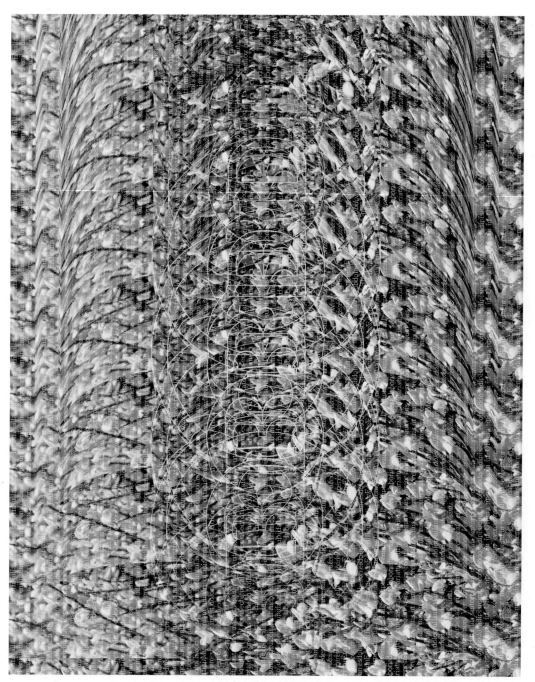

3D视觉（答案在第109页）

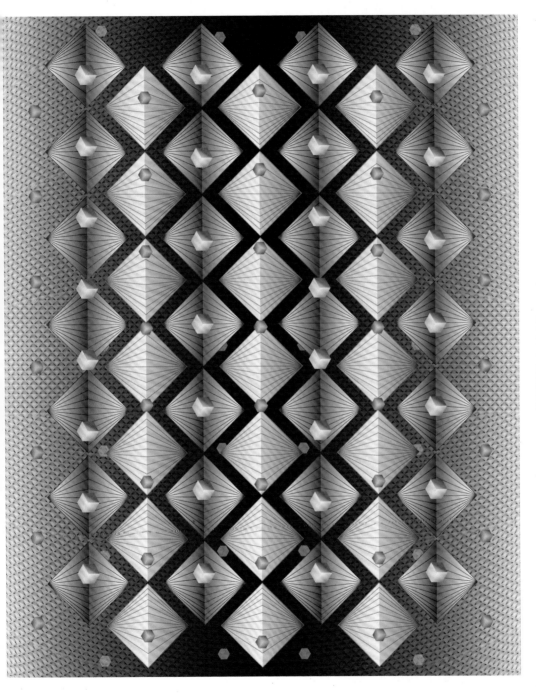

几何视图（答案在第109页）

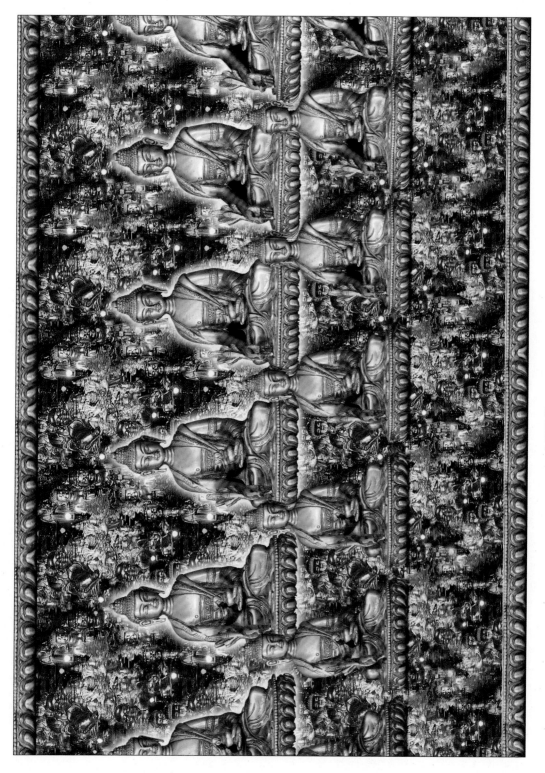

金光佛像（答案在第109页）

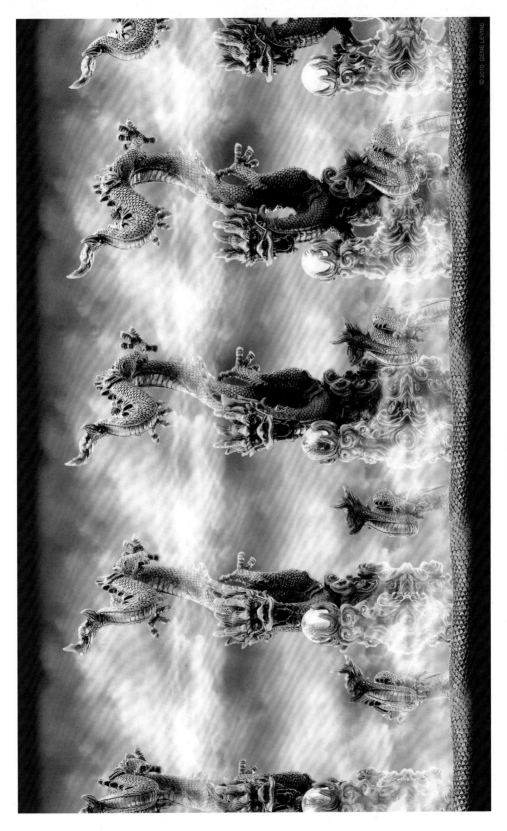

金色腾龙（答案在第109页）

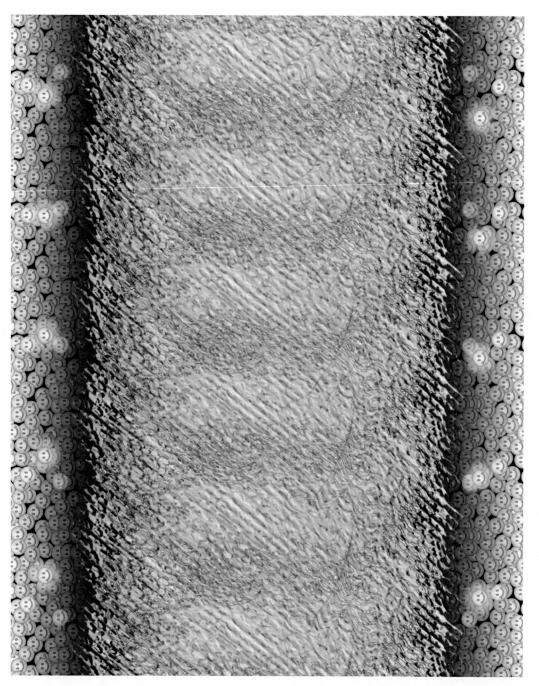

金色笑脸 （答案在第109页）

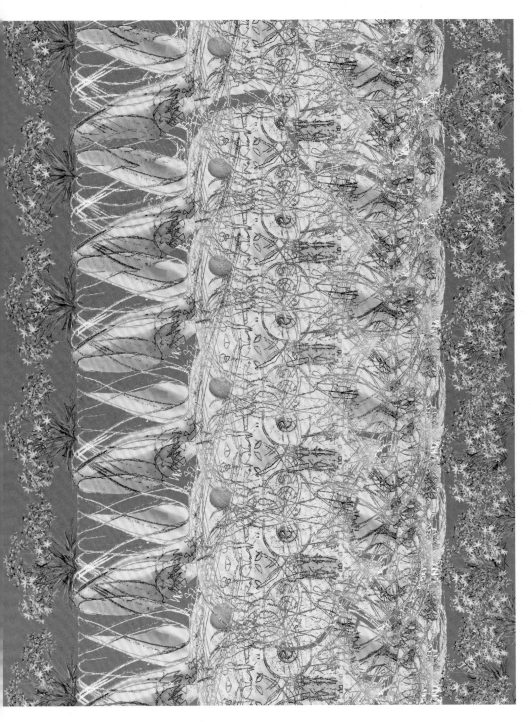

黄金兔（答案在第109页）

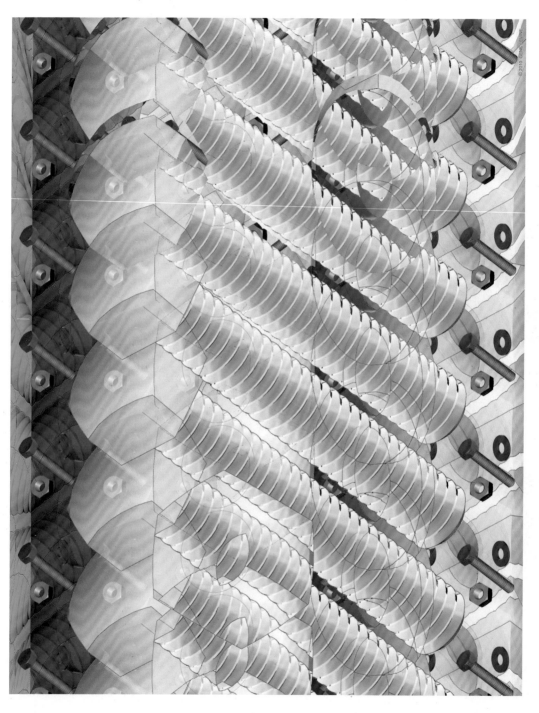

五金器具（答案在第110页）

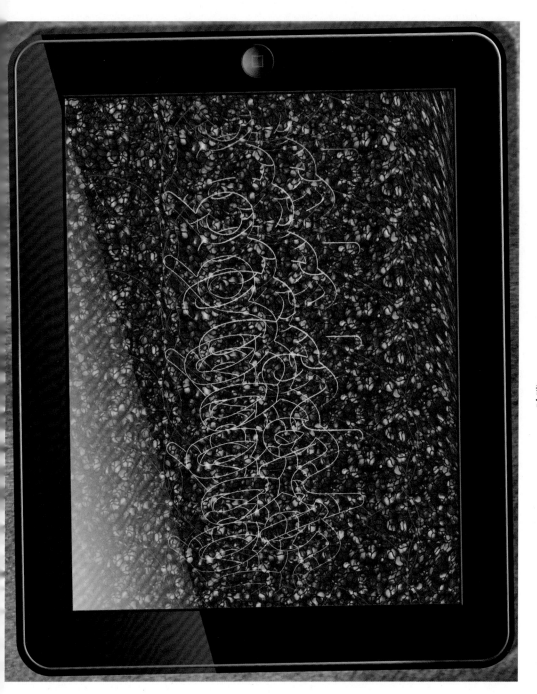

哈喽 （答案在第110页）

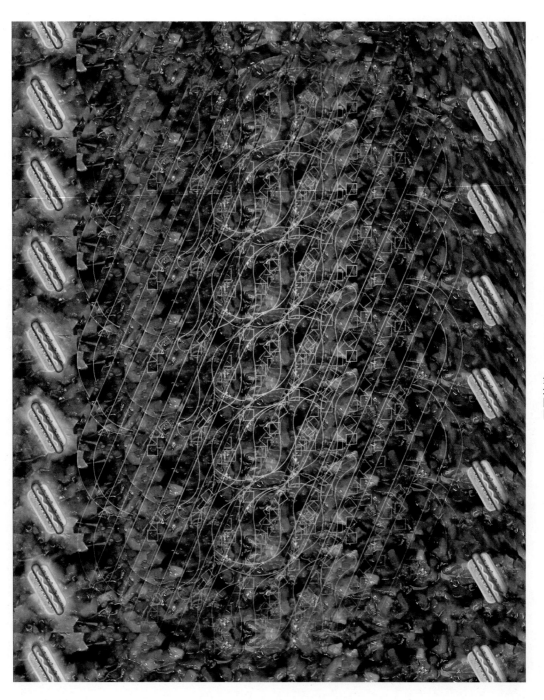

开胃热狗 （答案在第110页）

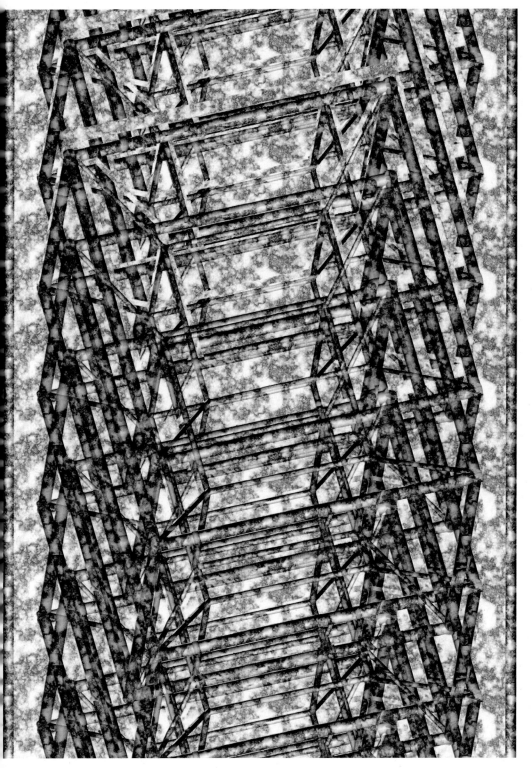

超立方体 （答案在第110页）

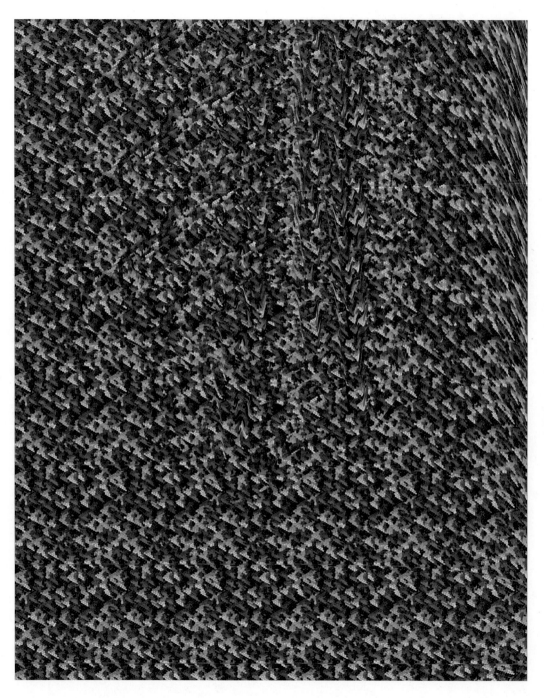

透视三锥体 （答案在第110页）

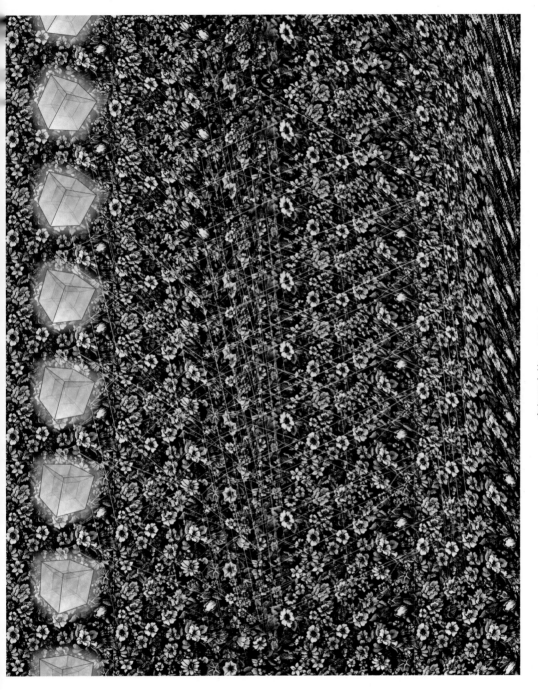

魔幻正方体 （答案在第110页）

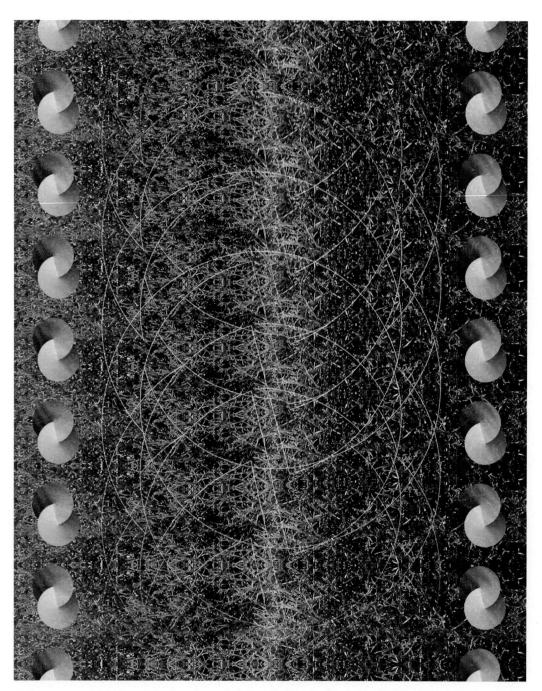

连环扣 （答案在第110页）

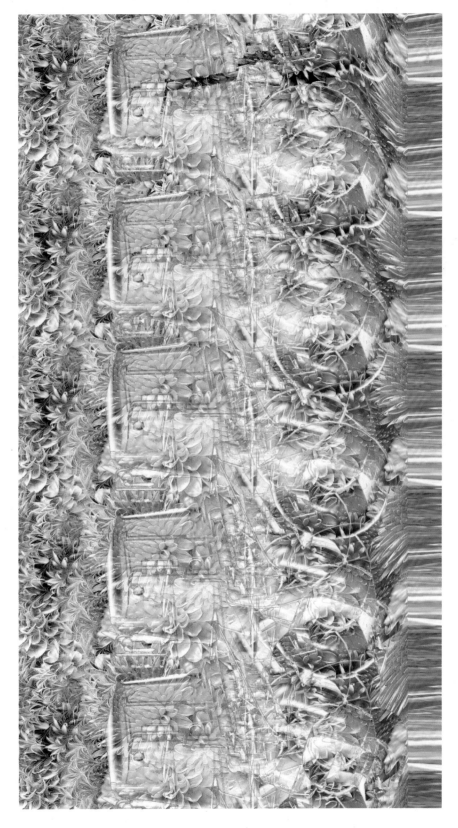

创意大集合 （答案在第110页）

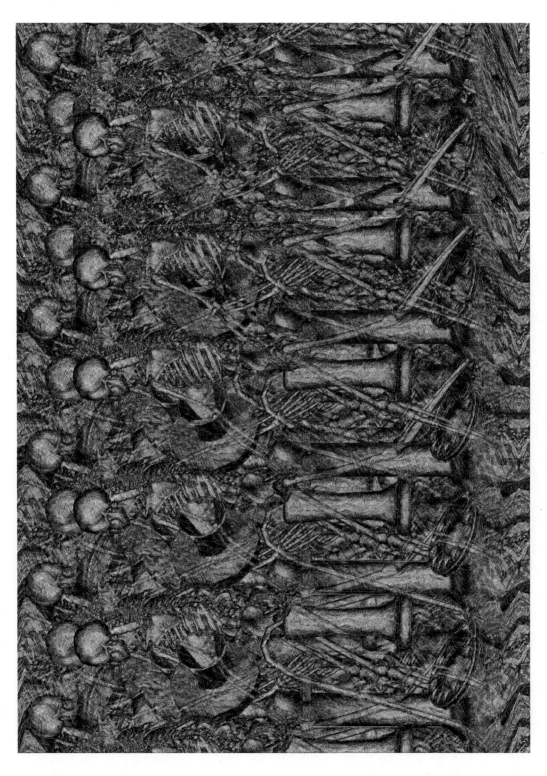

最后一通电话 （答案在第111页）

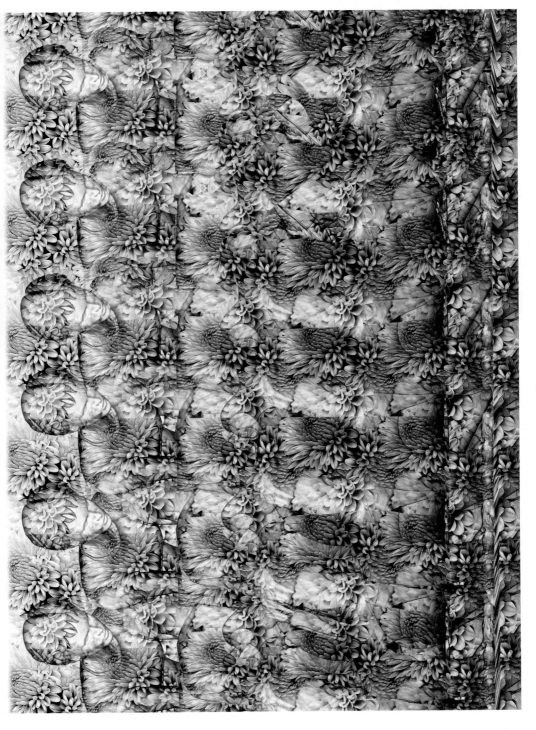

跳蛙游戏 （答案在第111页）

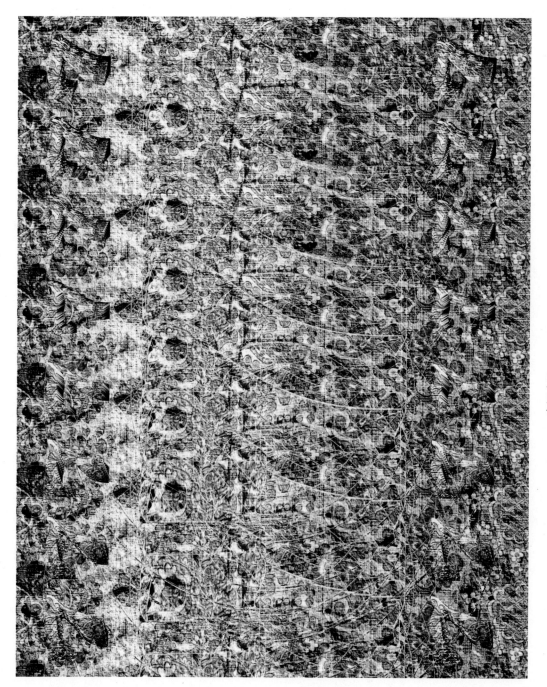

幸运之7　（答案在第111页）

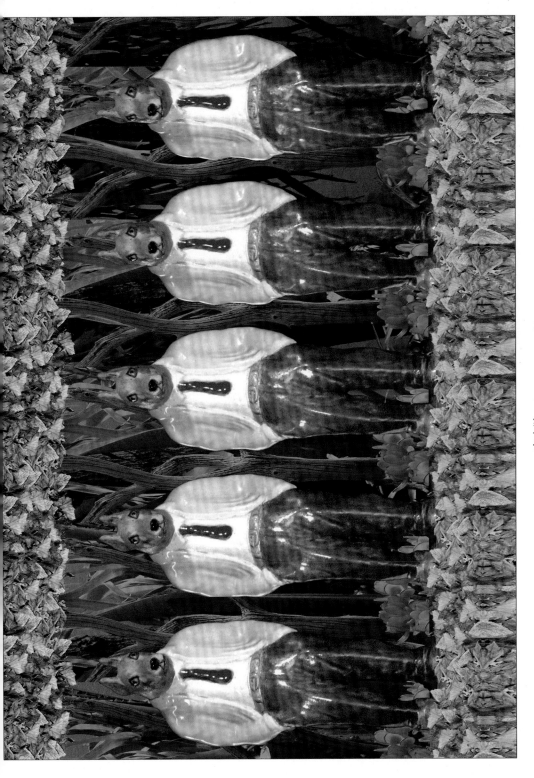

穿衣狼 （答案在第111页）

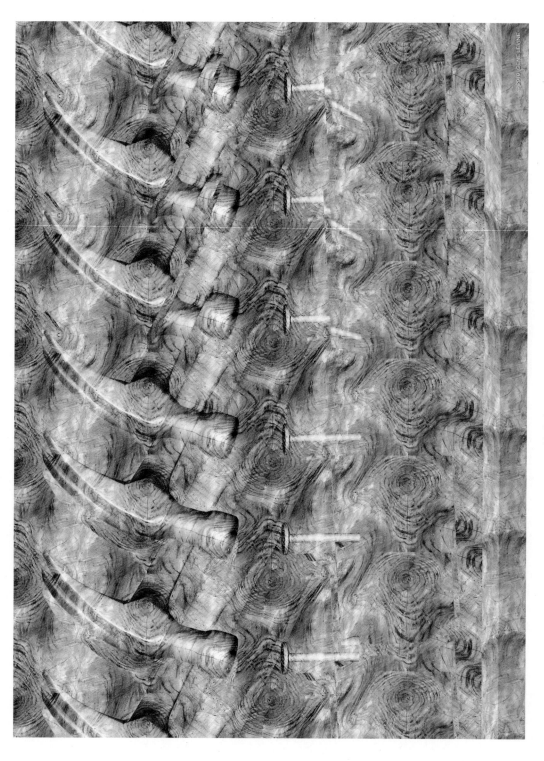

搞定它（答案在第111页）

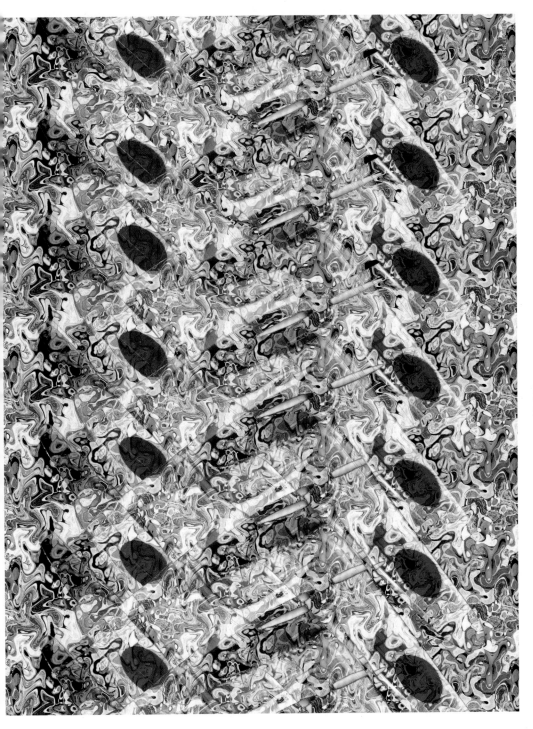

3D战斗机 （答案在第111页）

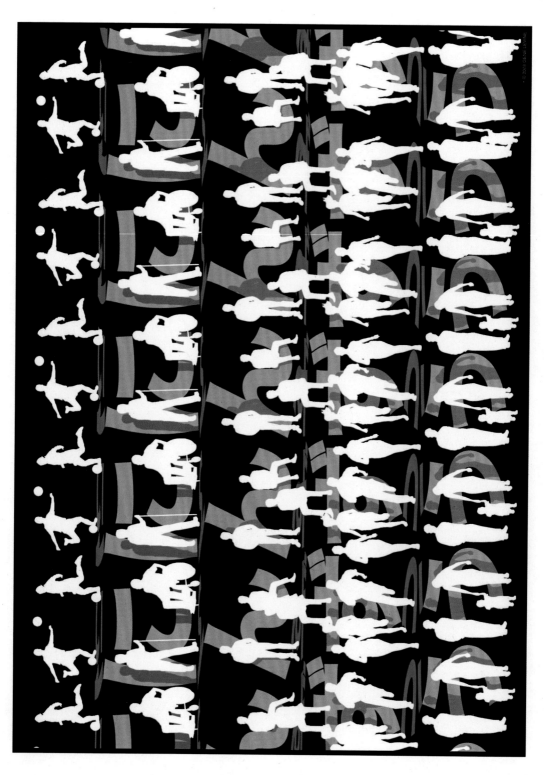

台阶上的人们 （答案在第111页）

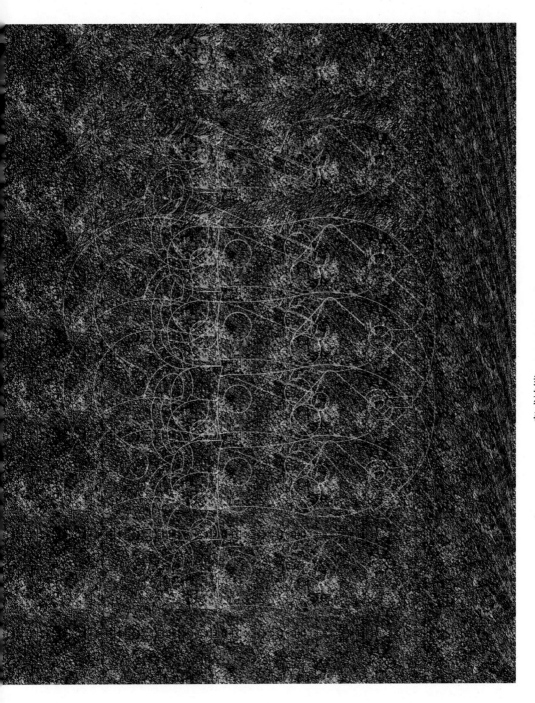

老式挂锁 （答案在第111页）

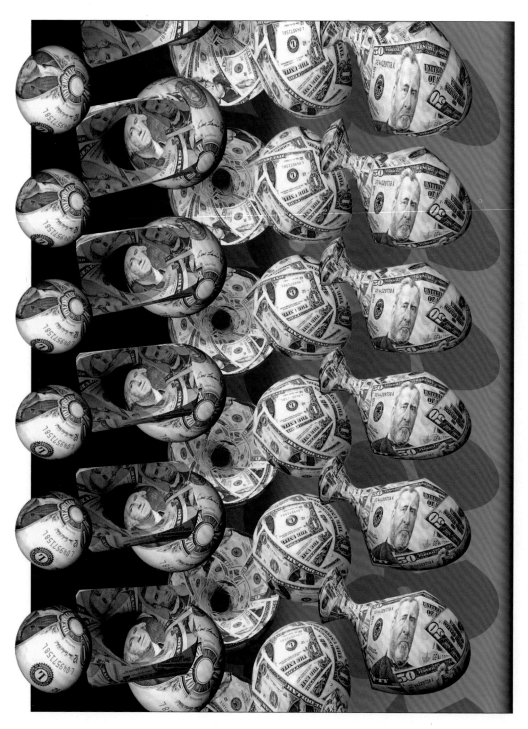

纸币制模 （答案在第112页）

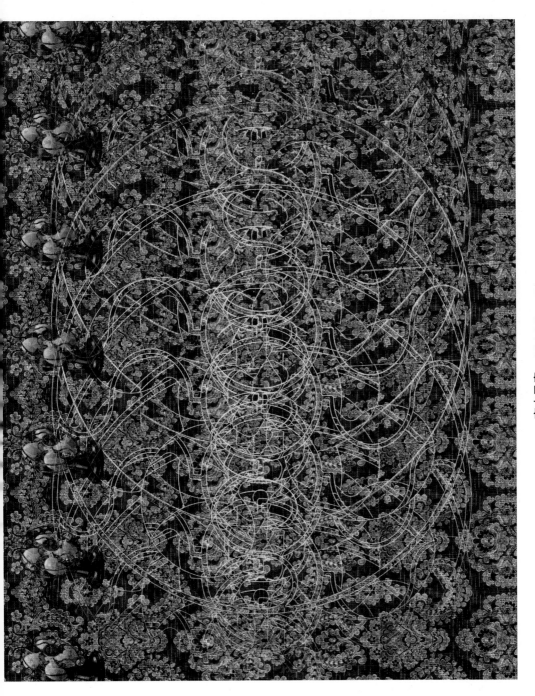

室内风扇 （答案在第112页）

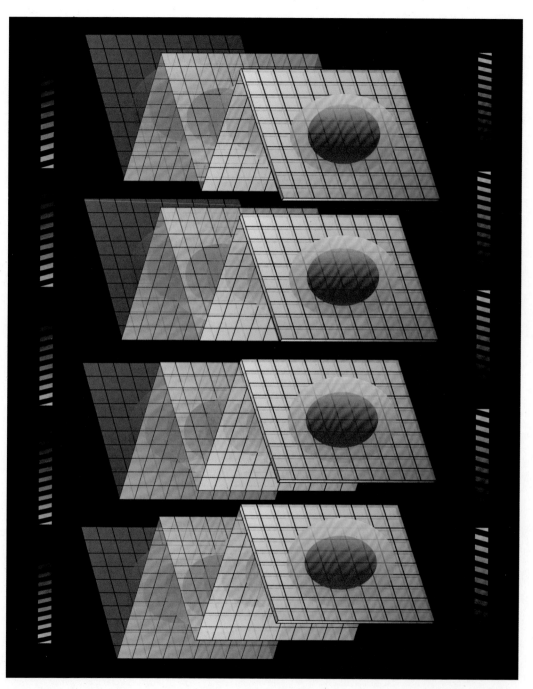

整体分割 （答案在第112页）

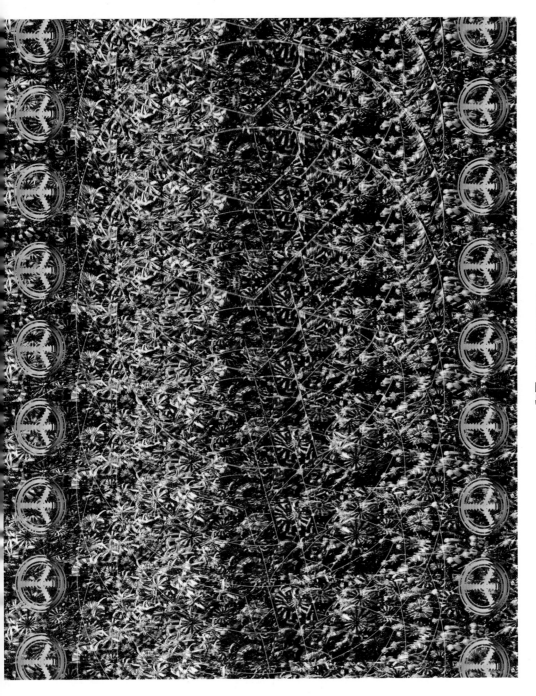

和平 （答案在第112页）

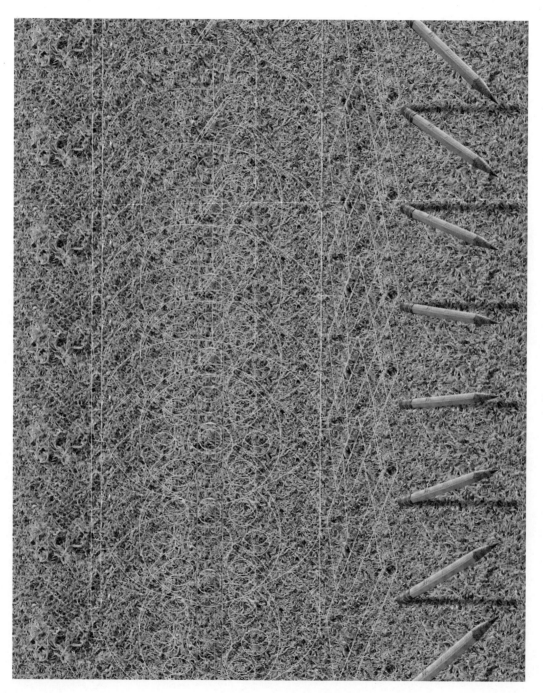

铅笔刀 （答案在第112页）

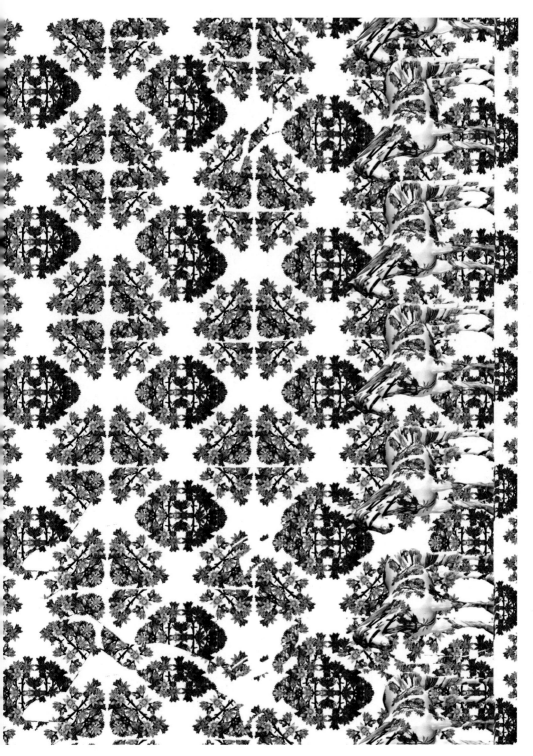

盗马 （答案在第112页）

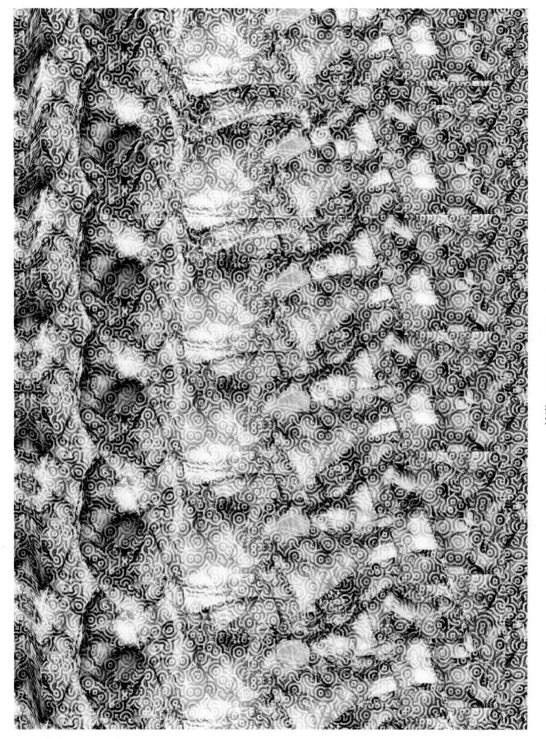

前进 （答案在第112页）

A pyramid (from Greek "πυραμίς" - pyramis is a structure where the outer surfaces are triangular and converge at a point. The base of a pyramid can be trilateral, quadrilateral, or any polygon shape, meaning that a pyramid has at least three triangular surfaces (at least four faces including the base). The square pyramid, with square base and four triangular outer surfaces, is a common version.

A pyramid's design, with the majority of the weight closer to the ground, and with the pyramidion on top means that less material higher up on the pyramid will be pushing down from above: this distribution of weight allowed early civilizations to create stable monumental structures.

For thousands of years, the largest structures on earth were pyramids: first the Red Pyramid in the Dashur Necropolis and then the Great Pyramid of Khufu, both of Egypt, the latter the only one of the Seven Wonders of the Ancient World still remaining. Khufu's Pyramid is built entirely of limestone, and is considered an architectural masterpiece. It contains around 1,300,000 blocks ranging in weight from 2.5 tons to 15 tons and is built on a square base with sides measuring about 230 m (755 ft), covering 13 acres.

金字塔 （答案在第112页）

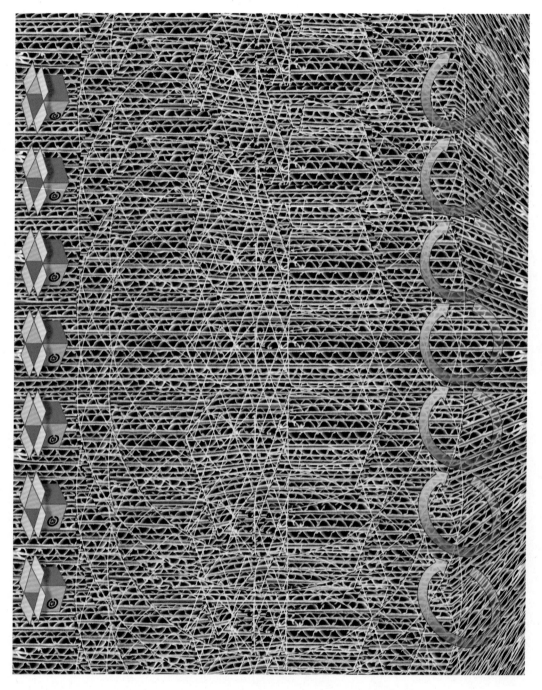

回收箱 （答案在第113页）

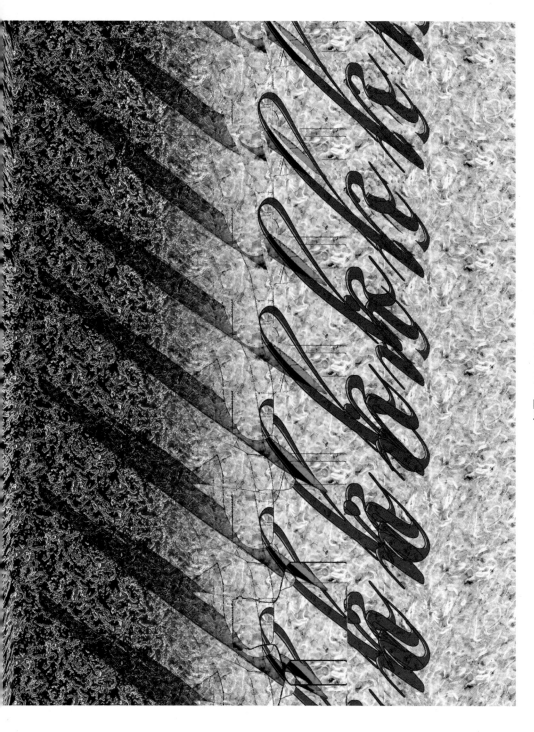

红墨 （答案在第113页）

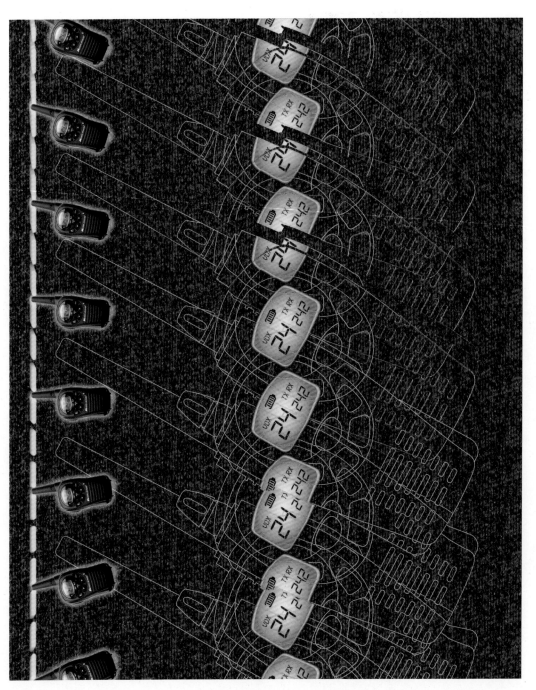

对讲机 （答案在第113页）

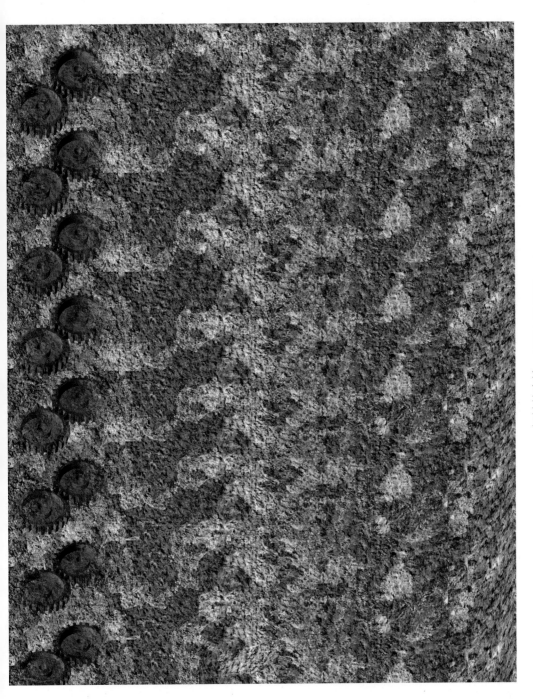

锈蚀的齿轮 （答案在第113页）

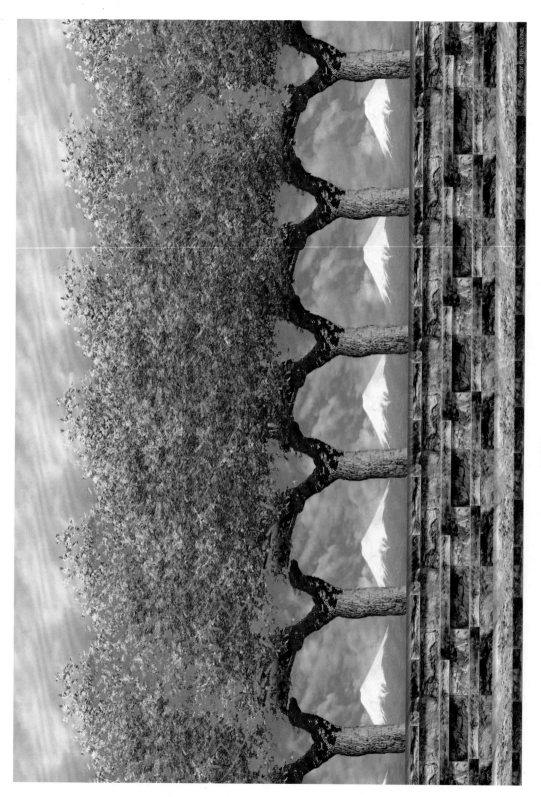

櫻花林 （答案在第113页）

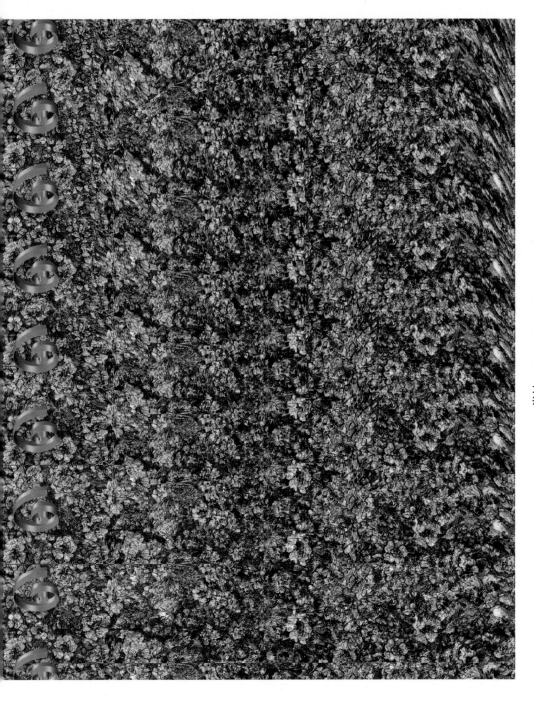

卷轴 （答案在第113页）

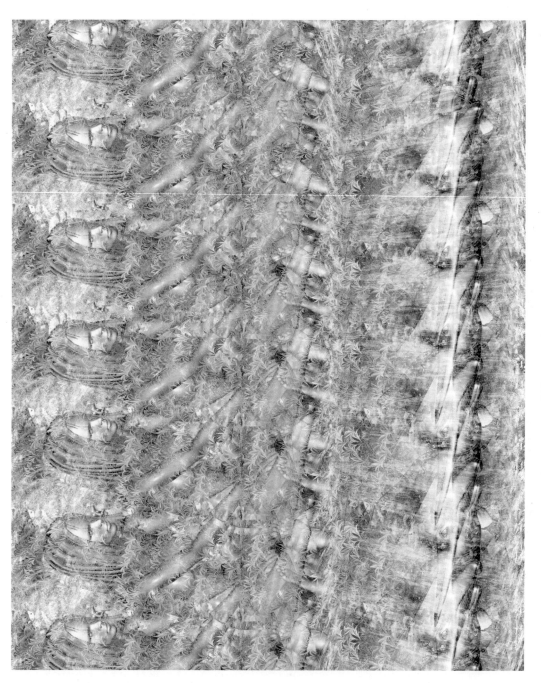

出海 （答案在第113页）

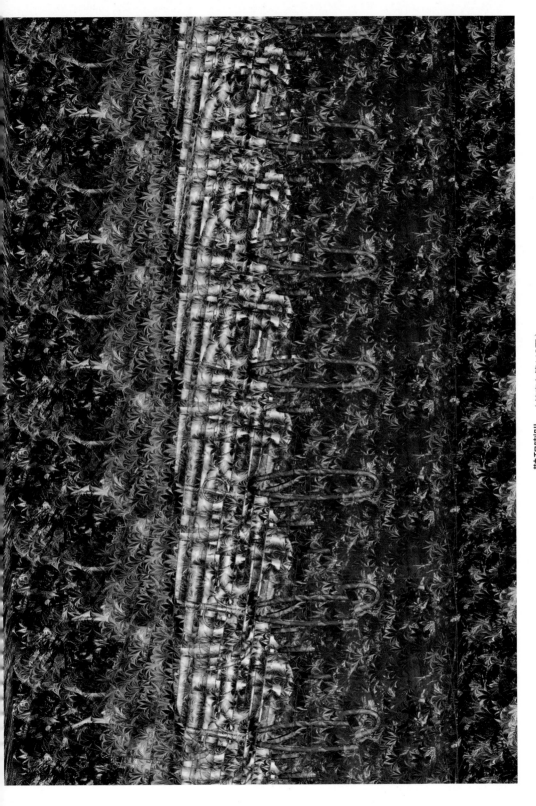

鞋和喇叭 （答案在第113页）

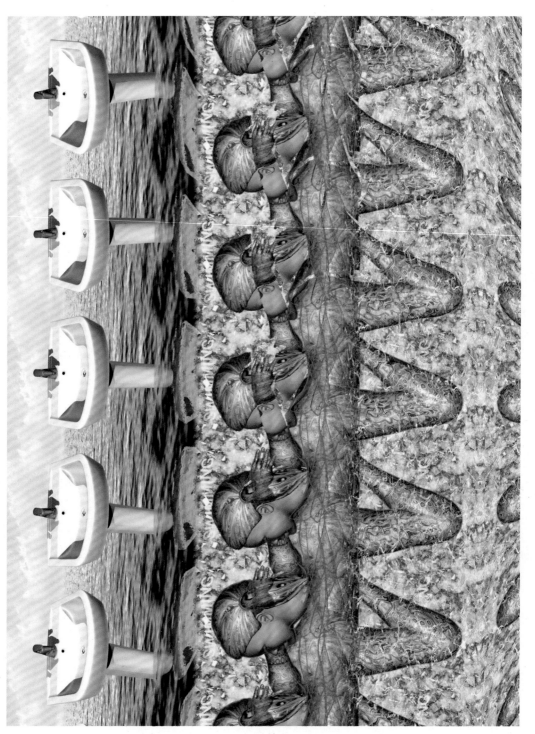

水槽游泳 （答案在第114页）

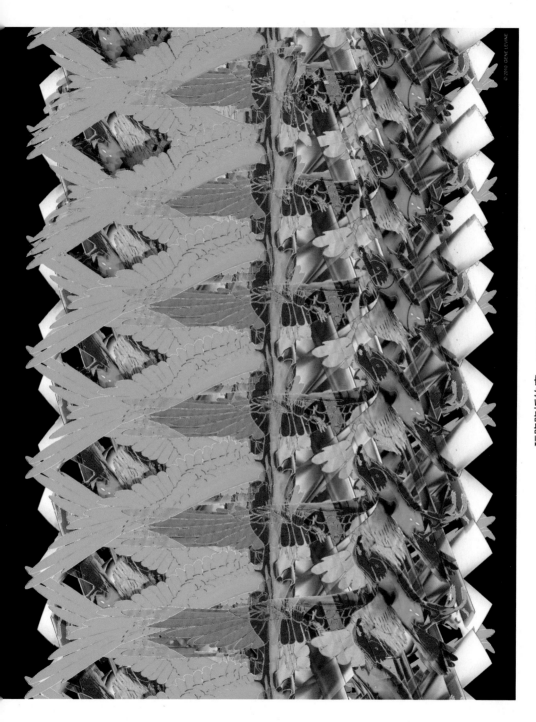

玩跷跷板的鹰 （答案在第114页）

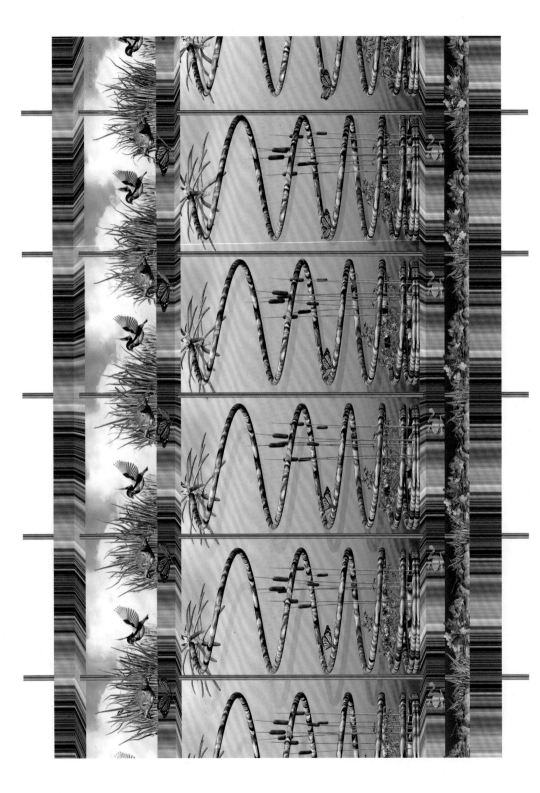

春日时光 （答案在第114页）

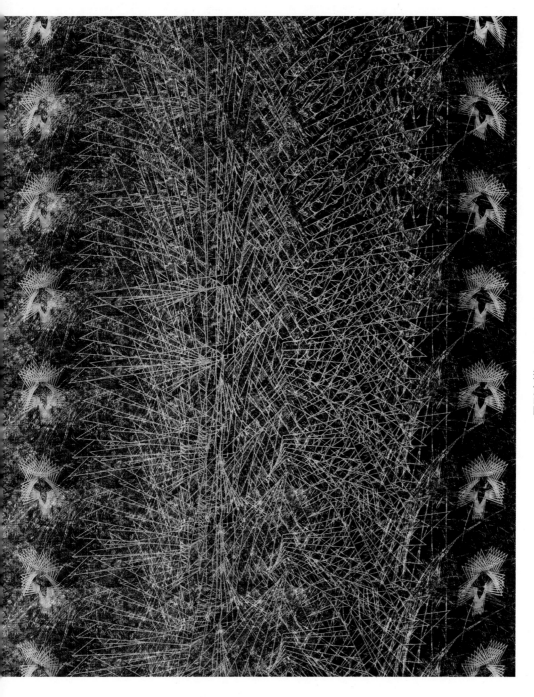

星形交错 （答案在第114页）

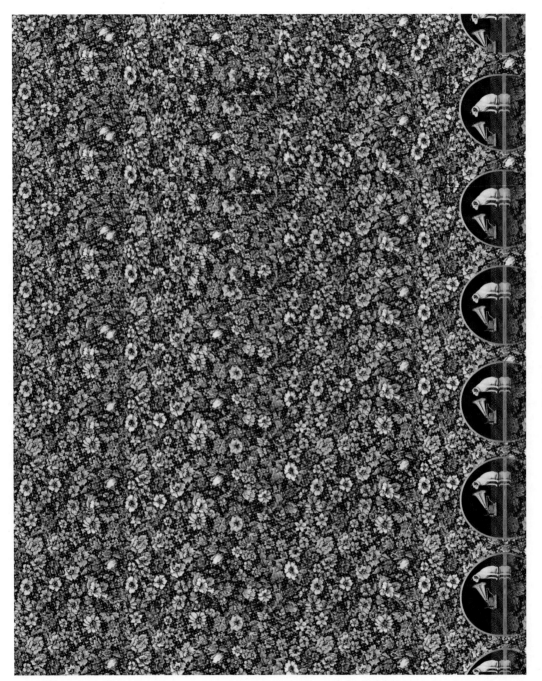

留声机 （答案在第114页）

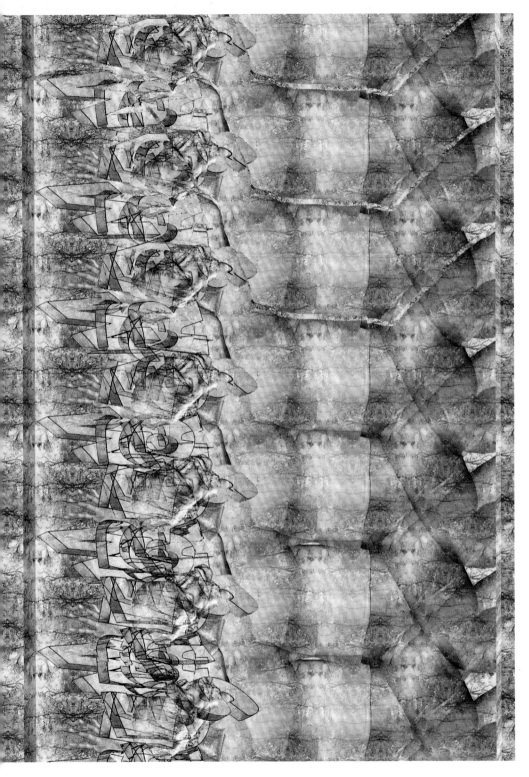

立体男子 （答案在第114页）

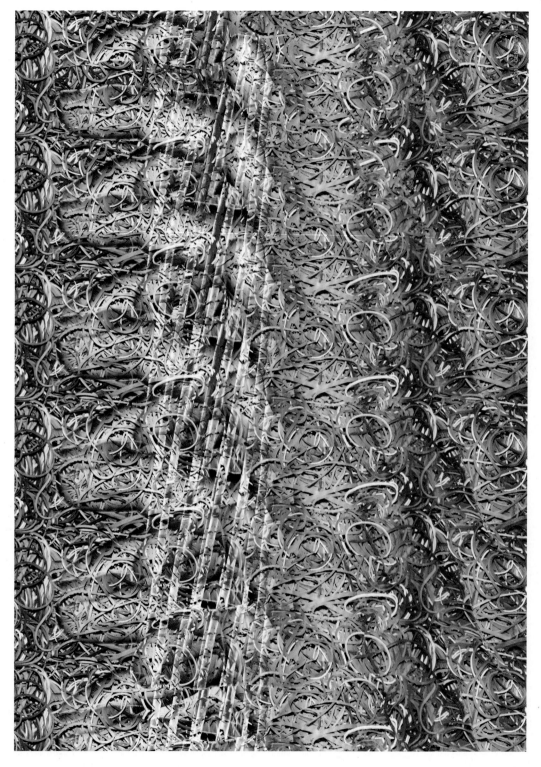

拉开橡皮筋 （答案在第114页）

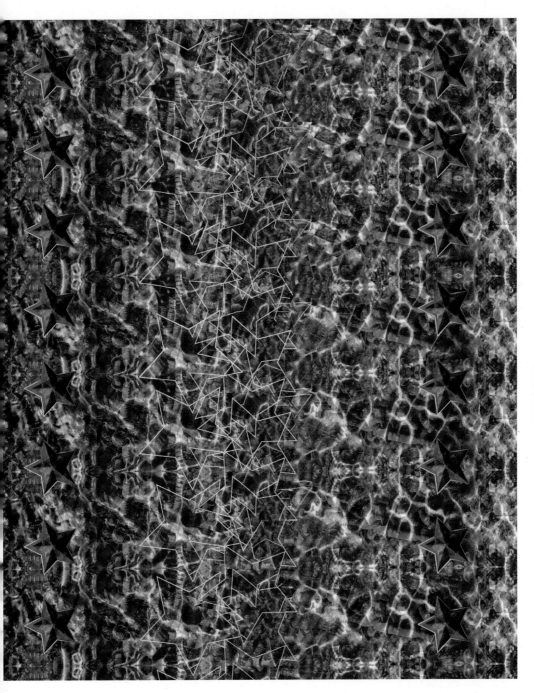

悬浮小星星 （答案在第114页）

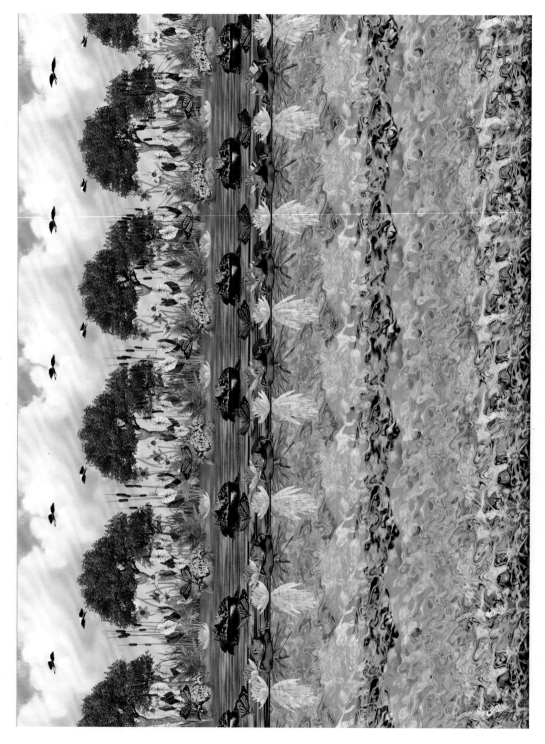

池塘 （答案在第115页）

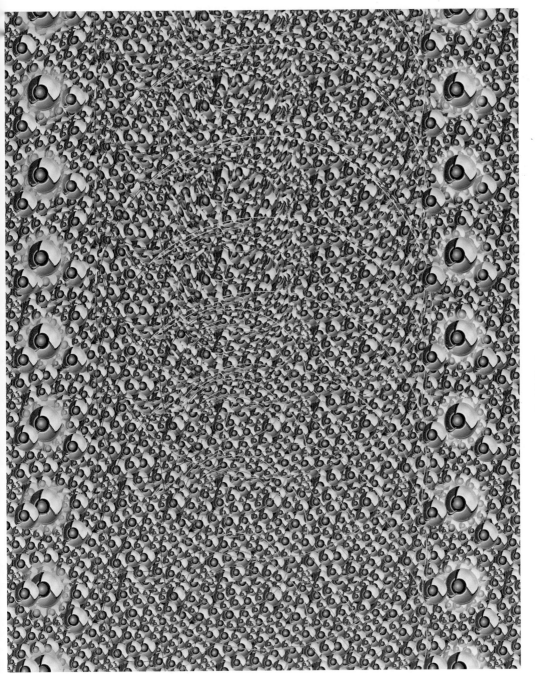

谷歌浏览器 （答案在第115页）

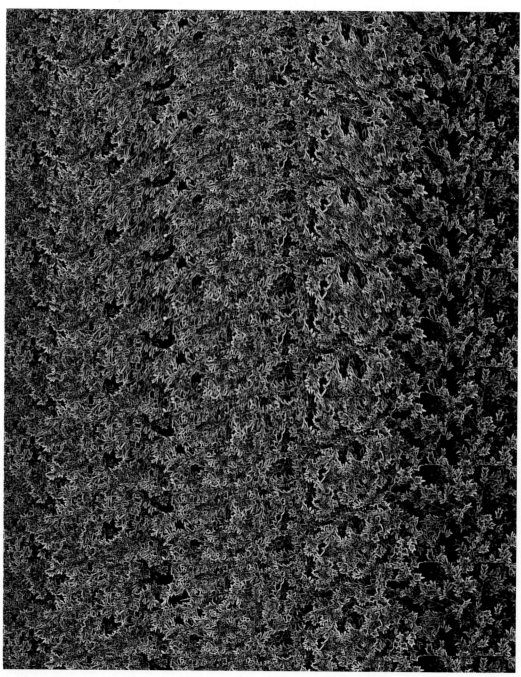

安宁 （答案在第115页）

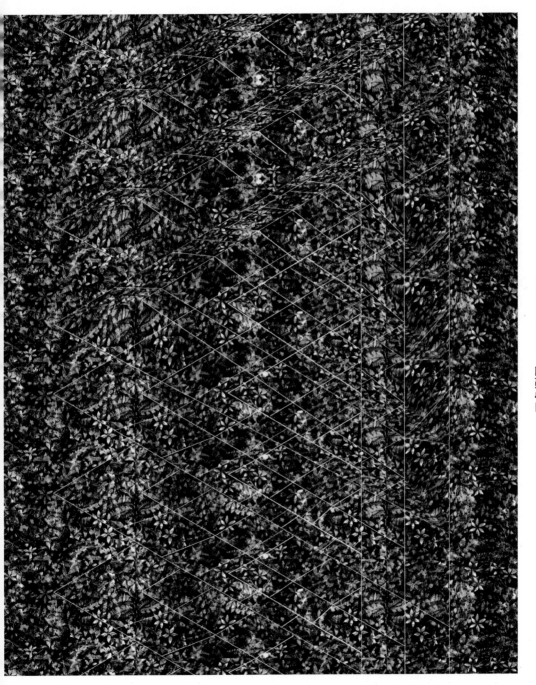

三角测量 （答案在第115页）

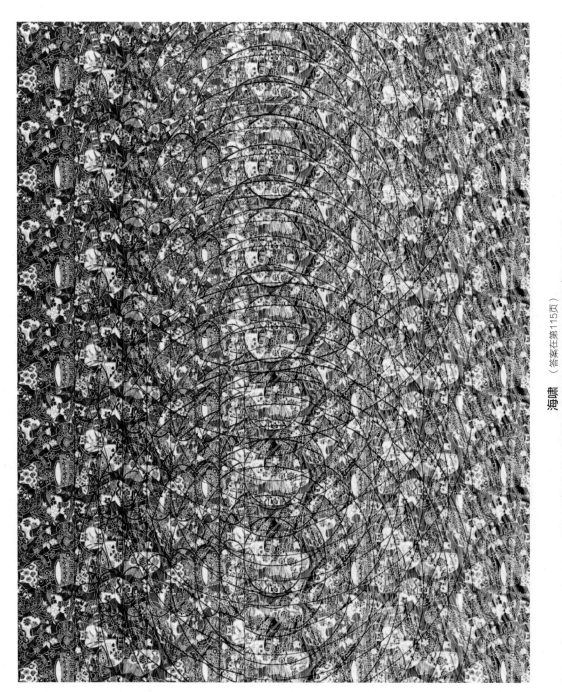

海啸 （答案在第115页）

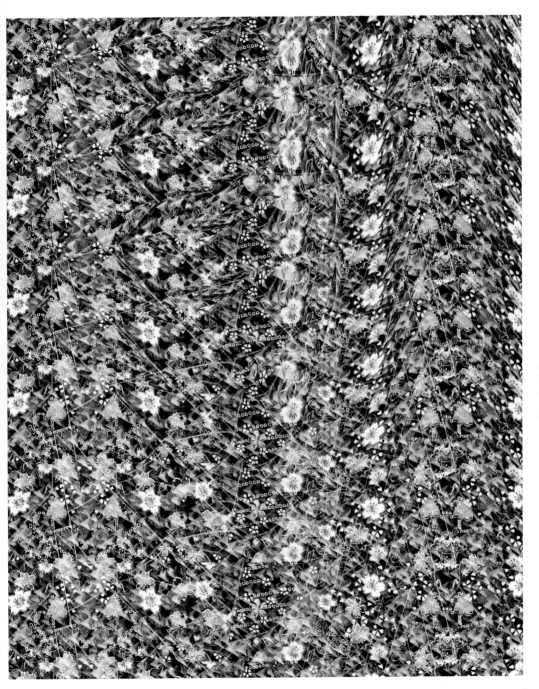

扭动的三角 （答案在第115页）

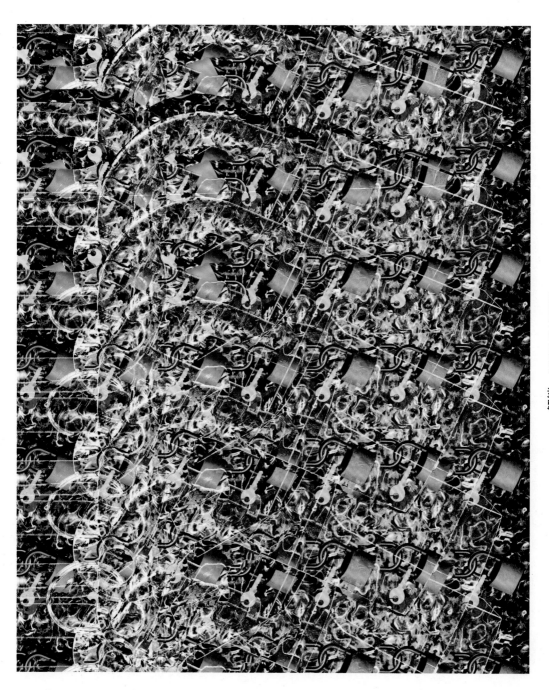

解锁 （答案在第1155页）

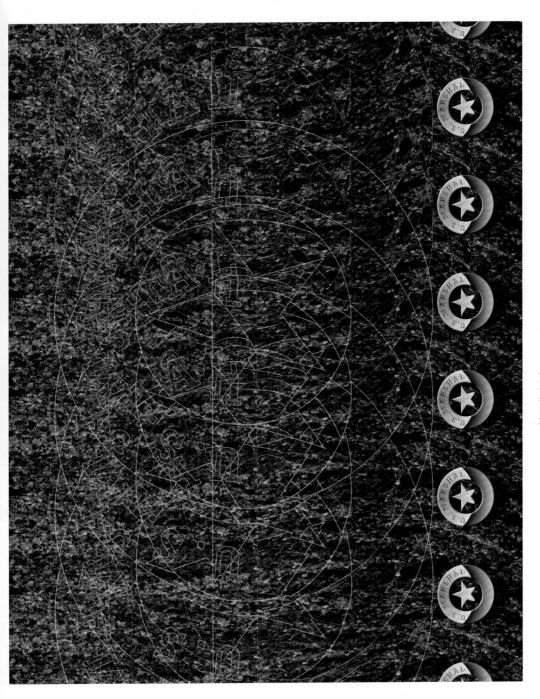

美国指挥官 （答案在第115页）

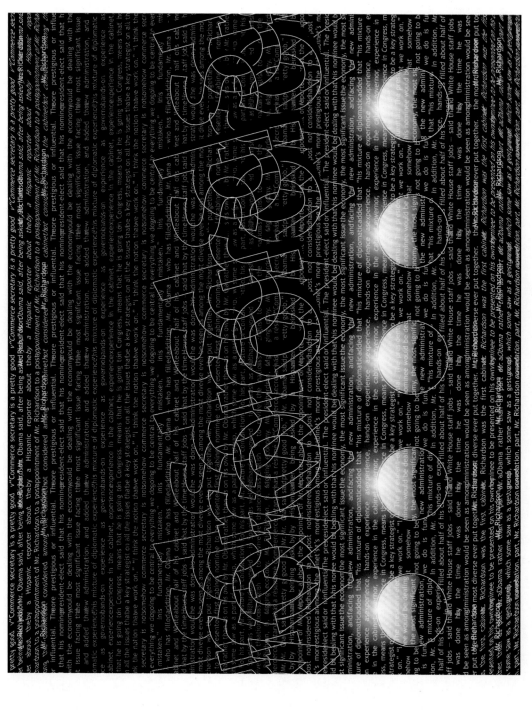

"WORDS"　（答案在第116页）

98

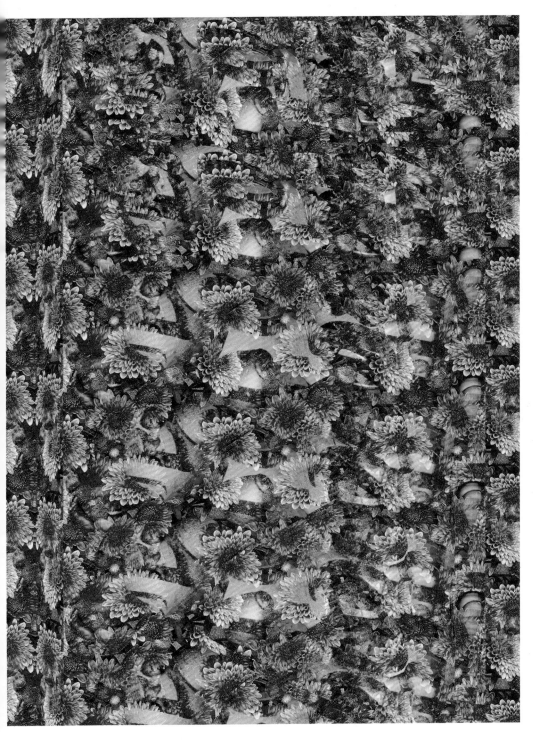

2008是鼠年 （答案在第116页）

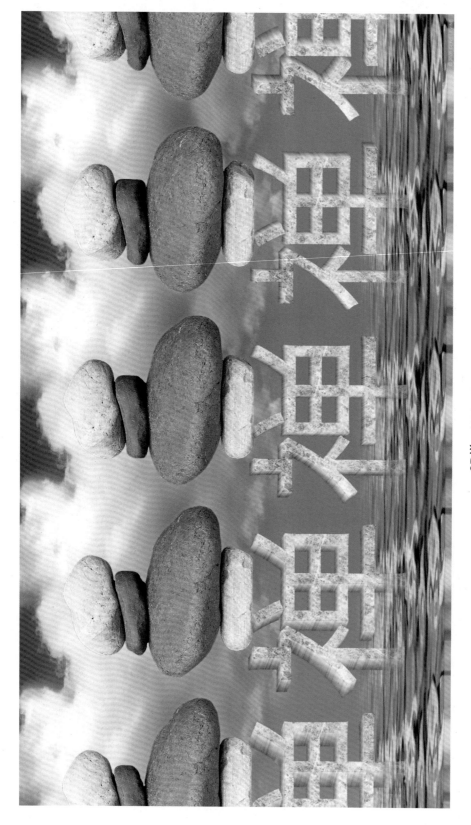

3D禅 （答案在第116页）

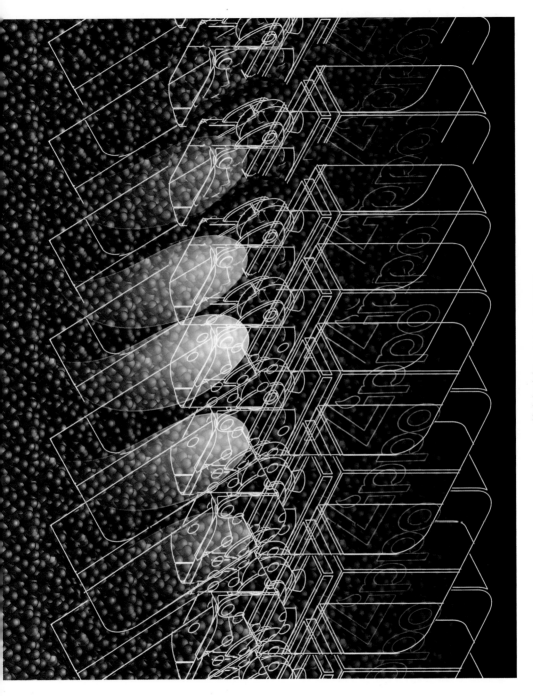

芝宝打火机 （答案在第116页）

3D立体画答案

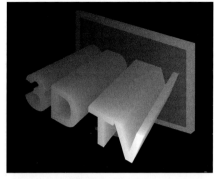

3D TV （第2页）

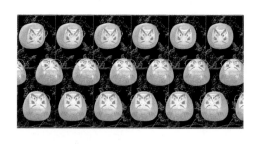

3D达摩吉祥娃娃 （第3页）

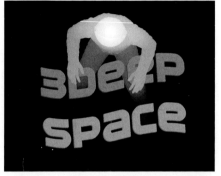

3D深空 （第4页）

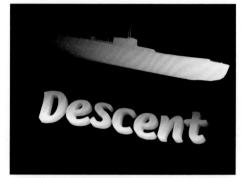

3D潜艇下降 （第5页）

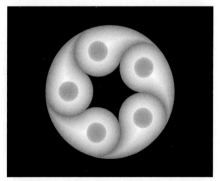

五重阴阳 （第6页）

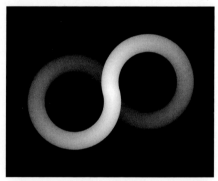

无限 （第7页）

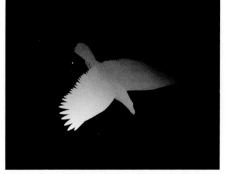

美国之鹰 （第8页）

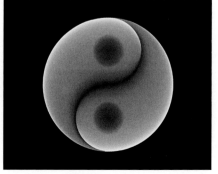

水形阴阳 （第9页）

104

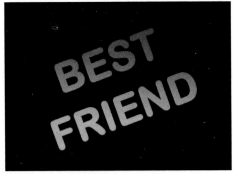
最好的挚友 （第10页）

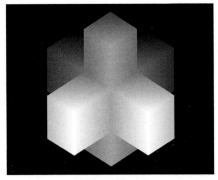
大加号 （第11页）

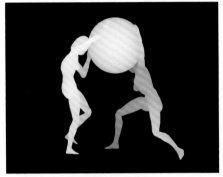
行星诞生 （第12页）

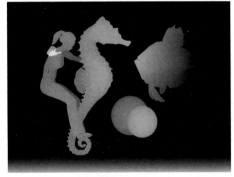
蓝色骑手 （第13页）

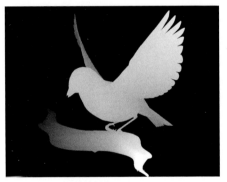
蓝色知更鸟 （第14页）

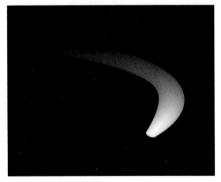
回旋镖 （第15页）

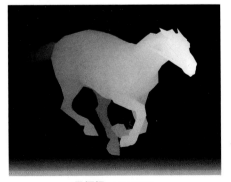
马缰绳 （第16页）

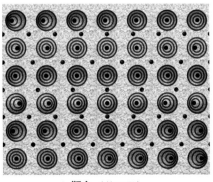
靶心 （第17页）

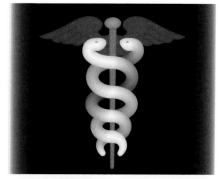

墨丘利节杖 （第18页）

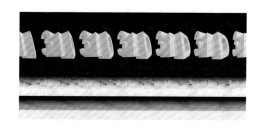

3D加泰罗尼亚 （第19页）

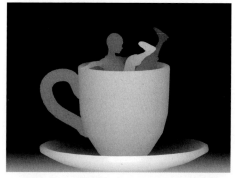

咖啡果 （第20页）

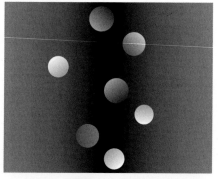

硬币 （第21页）

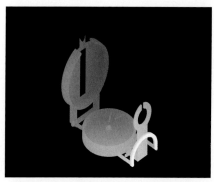

罗盘 （第22页）

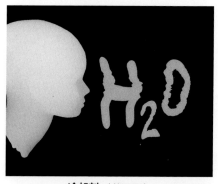

冷却剂 （第23页）

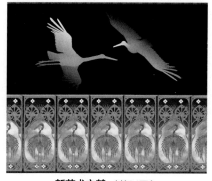

新艺术之鹤 （第24页）

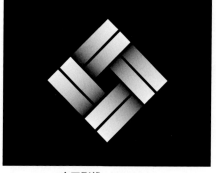

交叉影线 （第25页）

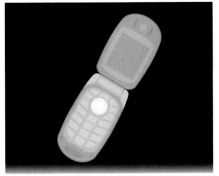

一会见 （第26页）

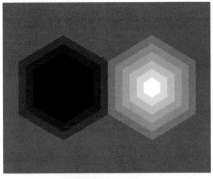

层叠交织 （第27页）

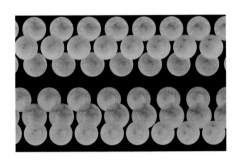

泡泡连泡泡 （第28页）

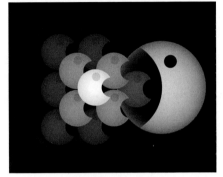

吃和被吃 （第29页）

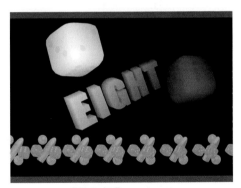

"EIGHT" （第30页）

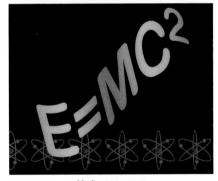

等式 （第31页）

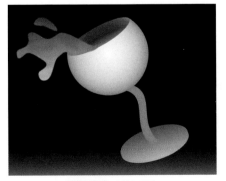

感觉已醉 （第32页）

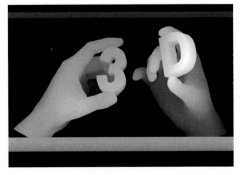

指尖握 （第33页）

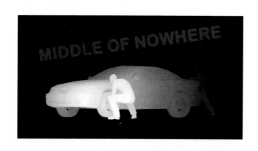

轿车换胎 （第34页）

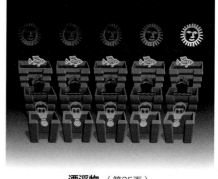

漂浮物 （第35页）

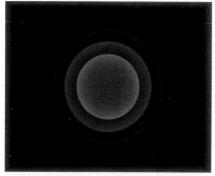

漂浮石头 （第36页）

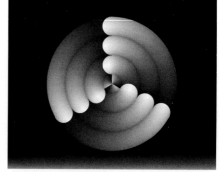

植物的幻想 （第37页）

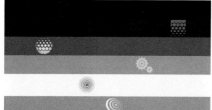

水面浮物 （第38页）

喷泉 （第39页）

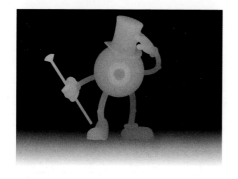

瞪眼先生 （第40页）

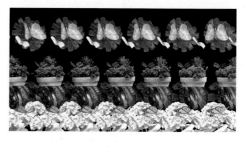

花园色彩 （第41页）

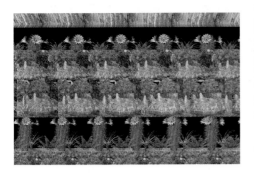

绿意花园 （第42页）

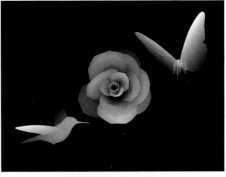

层叠花园 （第43页）

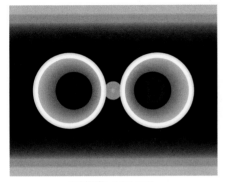

3D视觉 （第44页）

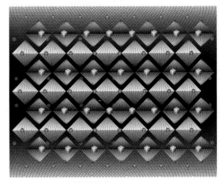

几何视图 （第45页）

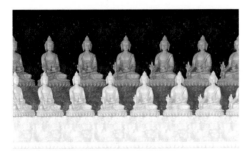

金光佛像 （第46页）

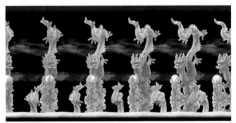

金色腾龙 （第47页）

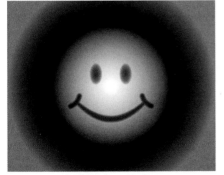

金色笑脸 （第48页）

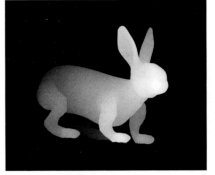

黄金兔 （第49页）

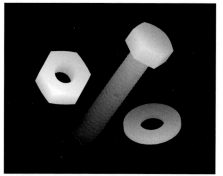

五金器具 （第50页）

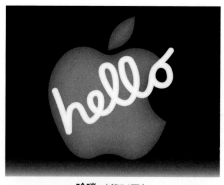

哈喽 （第51页）

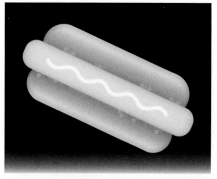

开胃热狗 （第52页）

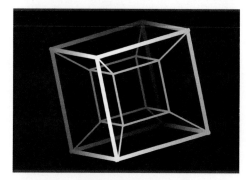

超立方体 （第53页）

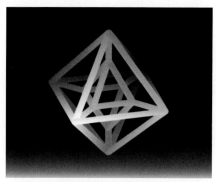

透视三锥体 （第54页）

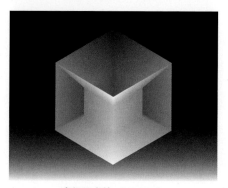

魔幻正方体 （第55页）

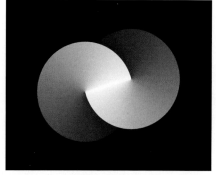

连环扣 （第56页）

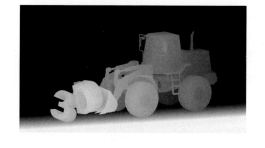

创意大集合 （第57页）

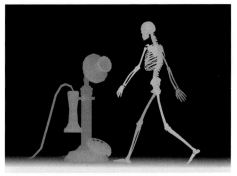

最后一通电话 （第58页）

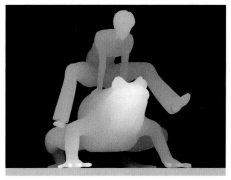

跳蛙游戏 （第59页）

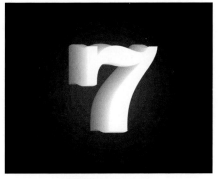

幸运之7 （第60页）

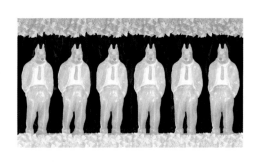

穿衣狼 （第61页）

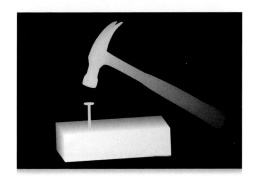

搞定它 （第62页）

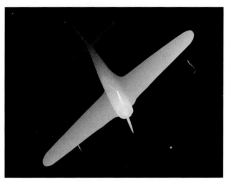

3D战斗机 （第63页）

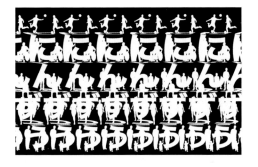

台阶上的人们 （第64页）

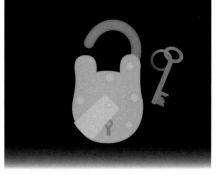

老式挂锁 （第65页）

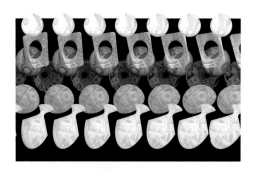

纸币制模 （第66页）

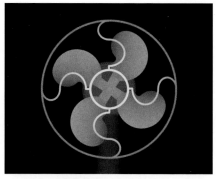

室内风扇 （第67页）

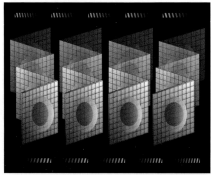

整体分割 （第68页）

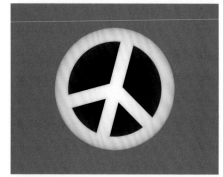

和平 （第69页）

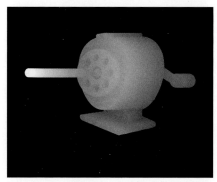

铅笔刀 （第70页）

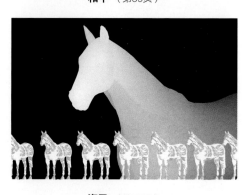

瓷马 （第71页）

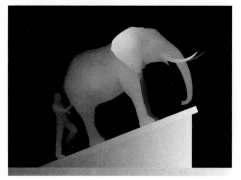

前进 （第72页）

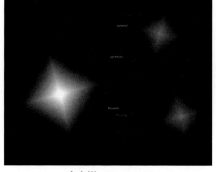

金字塔 （第73页）

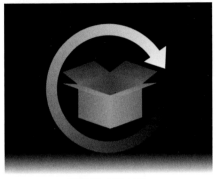

回收箱 （第74页）

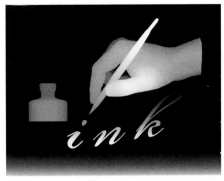

红墨 （第75页）

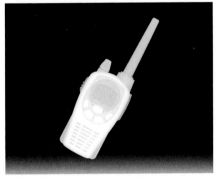

对讲机 （第76页）

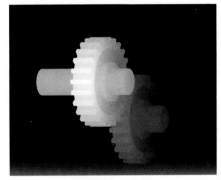

锈蚀的齿轮 （第77页）

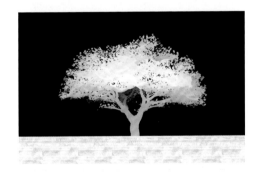

樱花林 （第78页）

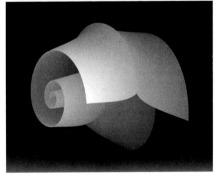

卷轴 （第79页）

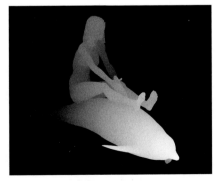

出海 （第80页）

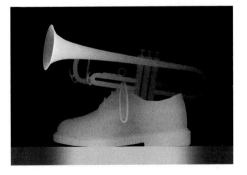

鞋和喇叭 （第81页）

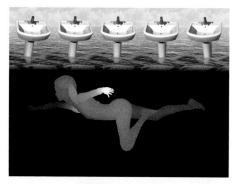

水槽游泳 （第82页）

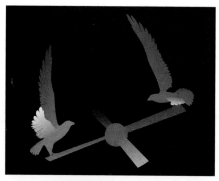

玩跷跷板的鹰 （第83页）

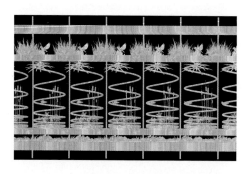

春日时光 （第84页）

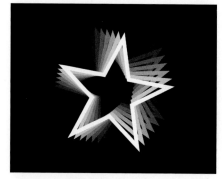

星形交错 （第85页）

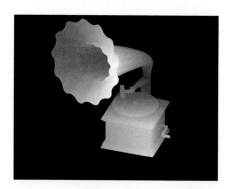

留声机 （第86页）

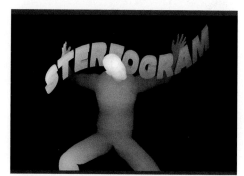

立体男子 （第87页）

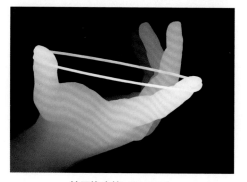

拉开橡皮筋 （第88页）

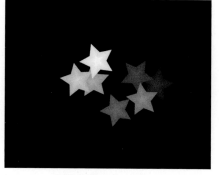

悬浮小星星 （第89页）

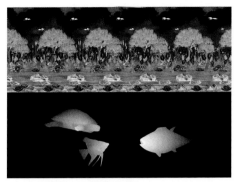

池塘 （第90页）

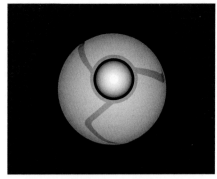

谷歌浏览器 （第91页）

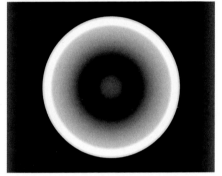

安宁 （第92页）

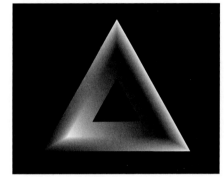

三角测量 （第93页）

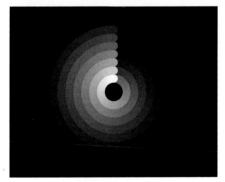

海啸 （第94页）

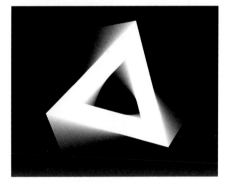

扭动的三角 （第95页）

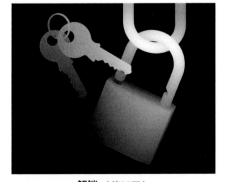

解锁 （第96页）

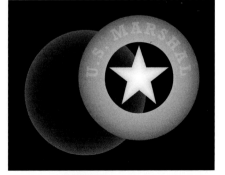

美国指挥官 （第97页）

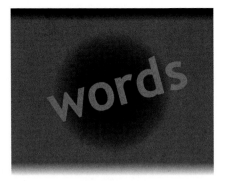

"WORDS" （第98页）

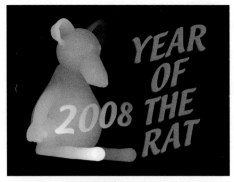

2008是鼠年 （第99页）

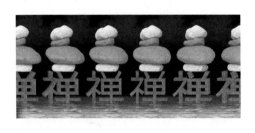

3D禅 （第100页）

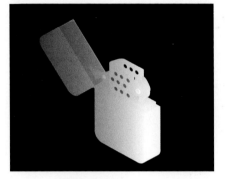

芝宝打火机 （第101页）